Inhalt – Kurzübersicht

1	Die Organisation des menschlichen Körpers	1
2	Das Notwendige aus Chemie und Biochemie	3
3	Von der Zelle zum Organismus	5
4	Die Gewebe des Körpers	7
5	Allgemeine Krankheitslehre	10
6	Infektion und Abwehr	14
7	Muskeln, Knochen, Gelenke	19
8	Der Bewegungsapparat	24
9	Die Haut	36
10	Das Nervengewebe	40
11	Das Nervensystem	44
12	Sensibilität und Sinnesorgane	52
13	Das Hormonsystem	57
14	Blut und Lymphe	61
15	Das Herz	65
16	Kreislauf und Gefäßsystem	69
17	Das Atmungssystem	73
18	Das Verdauungssystem	79
19	Stoffwechsel und Ernährung	87
20	Niere, Harnwege, Wasser- und Elektrolythaushalt	91
21	Geschlechtsorgane, Sexualität	96
22	Vererbung und Entwicklung, Schwangerschaft und Geburt	100
23	Kinder	103
24	Der ältere Mensch	108
25	Grundbegriffe der Psychologie, psychiatrische Leiterkrankungen	110
26	Notfälle	114
	Lösungen	117

Die Gliederung des Arbeitsbuches bezieht sich auf die Kapitelfolge der 2. Auflage des Lehrbuchs Mensch, Körper, Krankheit (MKK). Abweichungen zum Lehrbuch Biologie, Anatomie, Physiologie (BAP) ☞ gesonderte Referenz Seite V

Abkürzungsverzeichnis

A., Aa.	Arterie, Arterien	i. m.	intramuskulär
Abb.	Abbildung	M., Mm.	Musculus, Musculi
ATP	Adenosintriphosphat	MKK	Lehrbuch **Mensch, Körper,**
BAP	Lehrbuch **Biologie,**		**Krankheit**
	Anatomie, Physiologie	N., Nn.	Nervus, Nervi
bzw.	beziehungsweise	u. a.	unter anderem
ca.	circa (ungefähr)	v. a.	vor allem
d. h.	das heißt	V., Vv.	Vene, Venen
EKG	Elektrokardiogramm	z. B.	zum Beispiel

Ihre Meinung

Arbeitsbuch zu Mensch, Körper, Krankheit *und* Biologie, Anatomie, Physiologie

Wie finden Sie die Auswahl der Aufgaben?
☐ zu schwierig ☐ genau richtig ☐ zu einfach

Finden Sie, daß Sie mit Hilfe des Arbeitsbuches Ihr Lernen effektiver gestalten konnten?
☐ Ja, weil _____
☐ Nein, weil _____

Hat Ihnen das Lernen mit dem Arbeitsbuch Spaß gemacht?
☐ Ja, weil _____
☐ Nein, weil _____

Welche Aufgaben sind problematisch und weshalb?
_____
_____
_____

Ihre Anschrift (Angabe freigestellt):
_____
_____
_____
_____

Zu welchem Thema hätten Sie sich eine zusätzliche Aufgabe gewünscht?
_____
_____

Haben Sie Fehler in den Lösungen gefunden?
_____
_____

Zusammenfassend -
Wie finden Sie das Arbeitsbuch?
_____
_____

In welchem Bereich sind Sie tätig?
_____

Möchten Sie weitere Infos über das Verlagsprogramm?
☐ Ja ☐ Nein

Bitte ausfüllen und einsenden an:

Jungjohann Verlag
Lektorat Pflege
Postfach 3870
D - 89028 Ulm

Hinweis: Ihre Meinung hilft uns, das „Arbeitsbuch zu Mensch, Körper, Krankheit und Biologie, Anatomie, Physiologie" noch besser zu machen. Ihre Angaben werden nicht gespeichert.
– Der Verlag.

Vielen Dank für Ihre Hilfe!

Barbara Groos

Arbeitsbuch zu

Mensch, Körper, Krankheit
und Biologie, Anatomie, Physiologie

Jungjohann Verlag
Neckarsulm Lübeck Ulm 1995

Zuschriften und Kritiken an
Jungjohann Verlag
Lektorat Pflege
Postfach 3870
89028 Ulm

Hinweis: Das Arbeitsbuch zu Mensch, Körper, Krankheit (MKK) und Biologie, Anatomie, Physiologie (BAP) bezieht sich in den Querverweisen jeweils auf die 2. Auflage der Quellwerke, so daß sich geringfügige Änderungen hinsichtlich der Abbildungs- und Kapitelnummern zu den Erstauflagen ergeben.
Da das Lehrbuch **Biologie, Anatomie, Physiologie** (BAP) keine Krankheitsbilder vermittelt, konnte bei einigen Fragen zu Krankheitsbildern lediglich auf das Lehrbuch **Mensch, Körper, Krankheit** (MKK) verwiesen werden. In den meisten Fällen können auch diese Fragen jedoch weitgehend mit dem Wissen aus **Biologie, Anatomie, Physiologie** (BAP) beantwortet werden.

CIP-Titelaufnahme der Deutschen Bibliothek
Groos, Barbara:
Arbeitsbuch zu Mensch, Körper, Krankheit und Biologie, Anatomie, Physiologie / Barbara Groos.
- 1. Aufl. - Neckarsulm ; Lübeck ; Ulm : Jungjohann, 1995
 ISBN 3-8243-1822-9
NE: Mensch, Körper, Krankheit; Biologie, Anatomie, Physiologie

Alle Rechte vorbehalten
1. Auflage September 1995
ISBN 3-8243-1822-9

Lektorat: Dr. med. N. Braunen
Grafiken: Gerda Raichle, Sabine Weinert-Spieß
Comics: Robert Young

Quellwerke:

A. Schäffler / S. Schmidt (Hrsg.)
Mensch, Körper, Krankheit
Anatomie, Physiologie, Krankheitsbilder -
Lehrbuch und Atlas für die Berufe im Gesundheitswesen
2. Auflage 1995   ISBN 3-8243-1806-7

A. Schäffler / S. Schmidt (Hrsg.)
Biologie, Anatomie, Physiologie für die Pflegeberufe
2. Auflage 1995   ISBN 3-8243-1824-5

Abbildungsnachweis Buchtitel: Auge - Tony Stone Bilderwelten, München, Pflege - Foto aus dem Bildband „Im Krankenhaus - Der Patient zwischen Technik und Zuwendung", Bilder aus dem Alfred Krupp Krankenhaus in Essen, herausgegeben von der Alfred Krupp von Bohlen und Halbach-Stiftung; Foto: Prof. Timm Rautert, Körper - Eric Bach Superbild Internationales Bildarchiv, München

Nach dem Urheberrechtsgesetz ist die Vervielfältigung oder Übertragung urheberrechtlich geschützter Werke nicht gestattet. Dieses Verbot erstreckt sich auf die Vervielfältigung für Zwecke der Unterrichtsgestaltung – mit Ausnahme der in den §§ 53, 54 URG ausdrücklich genannten Sonderfälle –, wenn nicht die Einwilligung des Herausgebers vorher eingeholt wurde. Als Vervielfältigung gelten alle Verfahren einschließlich der Fotokopie, der Speicherung auf Datenträgern und anderen Medien. Deshalb – wenn Sie Bildmaterial weiterverwenden möchten: vorher den Verlag anschreiben.

gedruckt auf total chlorfrei gebleichtem Papier
Druck: Druckerei Schirmer, Ulm
Satz und Umschlag: SRP, Niederlassung Ulm

© 1995 Jungjohann Verlag

Synopse zu Biologie, Anatomie, Physiologie

1	Die Organisation des menschlichen Körpers		Kap. 1
2	Das Notwendige aus Chemie und Biochemie		Kap. 2
3	Von der Zelle zum Organismus		Kap. 3
4	Die Gewebe des Körpers		Kap. 5
5	Allgemeine Krankheitslehre		—
6	Infektion und Abwehr		Kap. 6 (ohne Infektion)
7	Muskeln, Knochen, Gelenke		Kap. 7
8	Der Bewegungsapparat		Kap. 8
9	Die Haut		Kap. 9
10	Das Nervengewebe		Kap. 10
11	Das Nervensystem		Kap. 11
12	Sensibilität und Sinnesorgane		Kap. 12
13	Das Hormonsystem		Kap. 13
14	Blut und Lymphe		Kap. 14
15	Das Herz		Kap. 15
16	Kreislauf und Gefäßsystem		Kap. 16
17	Das Atmungssystem		Kap. 17
18	Das Verdauungssystem		18.1 - 18.9
19	Stoffwechsel und Ernährung		18.10
20	Niere, Harnwege, Wasser- und Elektrolythaushalt		Kap. 19
21	Geschlechtsorgane, Sexualität		Kap. 20
22	Vererbung und Entwicklung, Schwangerschaft und Geburt		21.1 - 21.6
23	Kinder		21.7 (teilweise)
24	Der ältere Mensch		—
25	Grundbegriffe der Psychologie, psychiatrische Leiterkrankungen		—
26	Notfälle		—

1 Die Organisation des menschlichen Körpers

Eigenschaften der lebendigen Materie

Was zeichnet Lebewesen grundsätzlich im Vergleich mit nichtlebenden Strukturen aus?

a) Aufbau aus einer oder vielen Zellen
b) Stoffwechselfunktionen
c) selbständige Vermehrung
d) Fähigkeit zu denken

Aufgabe 1
MKK/BAP 1.2

Zellorganellen

Bitte ergänzen Sie den folgenden Text:

Die Zellorganellen regeln den St.........w............... der Zelle.
Viele Zellen bilden das G............... . Das Gewebe bildet das O............... .
Der menschliche Körper beherbergt verschiedene O............s............... .

Aufgabe 2
MKK/BAP 1.1

Organsysteme

Nennen Sie zu den drei folgenden Begriffen das zugehörige Organsystem:

Luftholen ....
Blut ....
Urin/Harn ....

Aufgabe 3
MKK Tab. 1.3
BAP Tab. 1.2

Die Körperhöhlen

Welche der folgenden Körperhöhlen gehören zu den großen Körperhöhlen des Menschen?

a) Augenhöhlen   b) Brusthöhle
c) Nasennebenhöhle   d) Pleurahöhle
e) Bauch-Beckenraum   f) Achselhöhle

Aufgabe 4
MKK 1.4

Richtungsbezeichnungen am Körper

Aufgabe 5
MKK Abb. 1.7
BAP Abb. 1.5

Bitte ordnen Sie die folgenden Begriffe den entsprechenden Kästchen in der Abbildung zu:

a) kranial b) kaudal c) dexter d) sinister
e) ventral f) dorsal g) medial h) lateral
i) proximal k) distal l) anterior m) posterior

Ansicht von vorne (anterior)

Seitliche Ansicht (lateral)

Anmerkung: Die kleinen Ziffern in den Kästchen dienen zur Kontrolle der richtigen Lösung im Lösungsteil.

2 Das Notwendige aus Chemie und Biochemie

Aufbau eines Atoms

Bitte benennen Sie die Strukturen der Abbildung:

a) Proton

b) Neutron

c) Elektron

Aufgabe 1
MKK Abb. 2.2
BAP Abb. 2.1

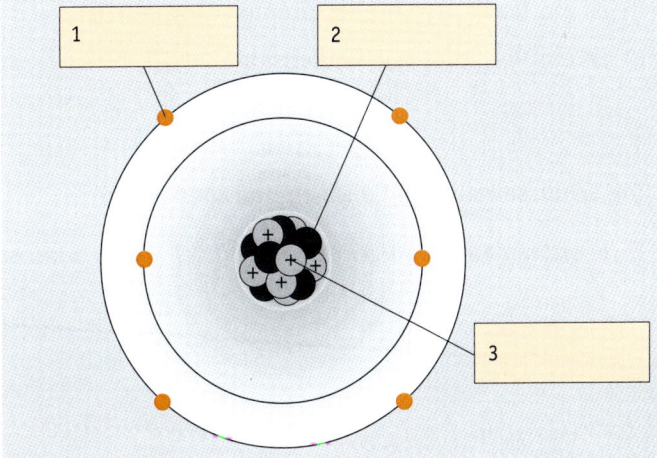

Die Ionenbindung

Ergänzen Sie bitte die beiden folgenden Sätze:

Löst man Salzkristalle (z.B. NaCl) in Wasser auf, so erhält man eine wäßrige Lösung. Sie heißt E.....k...........lösung. Neutrale Lösungen sind weder s...........r noch b..........sch. Versieht man eine solche Lösung mit elektrischer Spannung, so wandern die positiv geladenen Natriumionen zur negativ geladenen K...........de, die negativ geladenen Anionen wandern zur positiv geladenen A......de.

Aufgabe 2
MKK 2.4.1

Organische Verbindungen in der Ernährung

Welche Substanz ist der Hauptenergieträger des menschlichen Körpers?

a) Alkohol   b) Eiweiß
c) Fett   d) Wasser
e) Glukose (Zucker)

Aufgabe 3
MKK/BAP 2.8.1

Organische Verbindungen in der Ernährung

Aufgabe 4 — MKK/BAP 2.8.2

Welche Aussagen zum Cholesterin treffen zu?

Cholesterin

a) ist ein Baustein der Zellmembranen des menschlichen Körpers.

b) wird von Pflanzen produziert.

c) kann zur Gefäßverkalkung führen.

d) ist ein Vorläufer von bestimmten Hormonen.

e) ist ein Vorläufer von Gallensäuren.

Die Schlüsselrolle von Enzymen und Coenzymen

Aufgabe 5 — MKK 2.9 — BAP 2.5+2.8.3

Bitte ordnen Sie die folgenden Begriffe einander sinnvoll zu:

1) ATP (Adenosintriphosphat)
2) Katabolismus
3) Enzym
4) Anabolismus

a) Energiespeicher
b) Energiegewinnung
c) Biokatalysator
d) Energiefreisetzung

Nukleinsäuren: Schlüssel zur Vererbung

Aufgabe 6 — MKK/BAP 2.8.4

Welche typischen Merkmale kennzeichnen die DNA?

a) Doppelstrang

b) Base „Uracil"

c) Zuckermolekül Desoxyribose

d) einfacher Strang

3 | Von der Zelle zum Organismus

Zellstrukturen und -organellen

Bitte beschriften Sie die Abbildung mit folgenden Begriffen:

Aufgabe 1
MKK/BAP Abb. 3.3

a) Zellkern

b) Mitochondrien

c) Endoplasmatisches Retikulum mit Ribosomen

d) Golgi-Apparat

e) Nukleolus

f) Kontaktstelle zur Nachbarzelle

Anmerkung: Die kleinen Ziffern in den Kästchen dienen zur Kontrolle der richtigen Lösung im Lösungsteil.

Funktion der Zellorganellen

Bitte ordnen Sie die Zellorganellen ihren Funktionen zu:

Aufgabe 2
MKK/BAP 3.3

Aufgabe 3
MKK/BAP 3.6

Hauptfunktion der Zellen

Bitte ergänzen Sie den folgenden Text:

Die Pr..........bio..........se ist eine der Hauptfunktionen der menschlichen Zelle. Der erste Schritt der Übertragung von genetischer Information vom Zellkern ins Zytoplasma ist die Tr......k......tion. Dabei wird die m....s.......er-R... an der Kern-DNA gebildet. 3 Basen kodieren eine A..........säure. Bei der Tr....l....ion fügen sich 3 Basen der m-RNA und 3 Basen eines t-RNA-Moleküls zusammen. Die an der t-RNA hängenden Aminosäuren fügen sich zu einer Pr....t........kette zusammen. Die Translation findet an den R...b.........men statt. Ein aus vielen Basentripletts bestehender Abschnitt auf der DNA, der den Code für die Bildung *eines* bestimmten Proteins enthält, ist ein G......... .

Aufgabe 4
MKK/BAP 3.7

Mitose und Meiose

Die Mitose ist die Zellteilung, die Meiose die Reifeteilung.
Bitte ordnen Sie den beiden Arten von Zellteilung die zugehörigen charakteristischen Begriffe zu:

a) Metaphase
b) Spermien
c) DNA-Verdopplung
d) Anaphase
e) Eizelle
f) Telophase
g) Polkörperchen
h) Interphase
i) Reifeteilung

1) Mitose
2) Meiose

4 Die Gewebe des Körpers

Gewebearten

Es gibt vier unterschiedliche Gewebegruppen. Bitte ergänzen Sie:

a) E................gewebe

b) B..............- und Stützgewebe

c) M...............gewebe

d) N...............gewebe

Aufgabe 1
MKK 4.1/BAP 5.1

Epithelgewebe

Nicht alle Organe sind mit dem gleichen Epithel bedeckt bzw. ausgekleidet. Bitte ordnen Sie die unterschiedlichen Epithelien den richtigen Organen zu:

Aufgabe 2
MKK 4.2/BAP 5.2

1) Flimmerepithel — a) Harnblase
2) Plattenepithel — b) Nase
3) Übergangsepithel — c) Hautoberfläche

Binde- und Stützgewebe

Bitte ordnen Sie zu:

Aufgabe 3
MKK 4.3/BAP 5.3

1) Bindegewebe
2) Stützgewebe

a) Knochen
b) Fett
c) Stroma
d) Knorpel

Aufgabe 4
MKK 4.7.3
BAP 5.7.3

Muskelgewebe/Herzmuskulatur

Welche Aussagen zur Herzmuskulatur treffen zu?

a) Die Herzmuskulatur ist dem Willen unterworfen.

b) Sie ist eine Sonderform der quergestreiften Muskulatur, zeigt aber auch Merkmale der glatten Muskulatur.

c) Die Zellen der Herzmuskulatur bilden ein Flechtwerk, das die elektrische Erregungsausbreitung im Herzgewebe fördert.

Aufgabe 5
MKK 4.8/BAP 5.8

Nervengewebe

Bitte ordnen Sie die folgenden Begriffe einander sinnvoll zu:

1) Neuron
2) Axon
3) Synapse
4) Neuroglia

a) Nervenhüllgewebe
b) Kontaktstelle zwischen zwei Nervenzellen
c) Nervenzelle
d) leitet Information von der Nervenzelle weg

Aufgabe 6
MKK 4.5/BAP 5.5

Knorpel

Bitte ergänzen Sie den folgenden Absatz:

Knorpelgewebe ist besonders druckfest, weil die Ch............zyten von viel fester ....sub............ umgeben sind. Knorpel zählt zu den bradytrophen Geweben mit niedriger St.............ak.........t, da er nicht durchblutet wird. Hy.............. Knorpel überzieht Gelenkflächen, e......st........er Knorpel bildet das „Gerüst" der Ohrmuschel. Bandscheiben bestehen aus F............knorpel.

Muskelgewebe/Glatte Muskulatur

Wo befindet sich glatte Muskulatur?

a) Darm
b) Uterus
c) M. biceps
d) Harnblase

Aufgabe 7
MKK 4.7.1
BAP 5.7.1

Muskelgewebe/Quergestreifte Muskulatur

Wo befindet sich quergestreifte Muskulatur?

a) Dünndarm
b) Armmuskulatur
c) Beinmuskulatur
d) Rückenmuskeln
e) Zwerchfell

Aufgabe 8
MKK 4.7.2
BAP 5.7.2

Aufbau des Lamellenknochens

Bitte ordnen Sie der Abbildung folgende Begriffe zu:

a) Periost
b) Kortikalis
c) Spongiosa
d) Trabekel
e) Markraum

Aufgabe 9
MKK Abb. 4.15
BAP Abb. 7.3

Allgemeine Krankheitslehre

5

Aufgabe 1
MKK 5.1.4

Innere und äußere Krankheitsursachen

Bitte ordnen Sie zu:

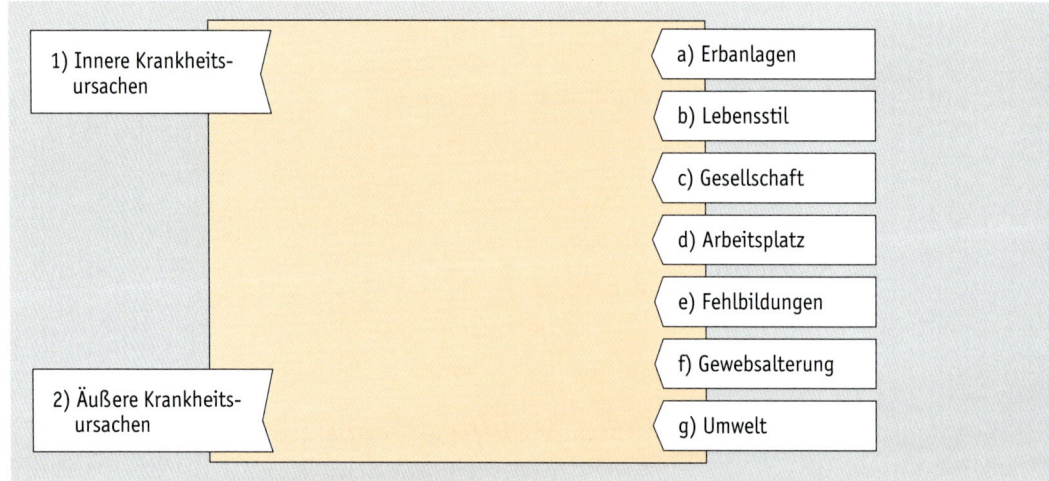

1) Innere Krankheitsursachen
2) Äußere Krankheitsursachen

a) Erbanlagen
b) Lebensstil
c) Gesellschaft
d) Arbeitsplatz
e) Fehlbildungen
f) Gewebsalterung
g) Umwelt

Aufgabe 2
MKK 5.3.3

Multimorbidität im Alter

Die Abbildung weist auf häufige medizinische Probleme im Alter hin. Bitte benennen Sie die betroffenen Organe bzw. Meßgrößen und schreiben Sie jeweils eine Krankheit dazu:

1
2
3
4
5
6
7
8

5

Veränderung von Gefäßen im Alter

Bitte ergänzen Sie den Satz:

Wenn die Gefäßwände sich mit dem Alter verändern, so spricht man von A……sk………e. Sie führt zur H………tonie. Ist eine Arterie gänzlich verschlossen, so stirbt das zugehörige Gewebe ab. Ein I….f……..t entsteht.

Aufgabe 3
MKK 5.3.4

Risikofaktoren für Gefäßerkrankungen

Welches sind die Hauptrisikofaktoren für Arteriosklerose bzw. einen Herzinfarkt?

a) …………………… b) ……………………
c) …………………… d) ……………………

Aufgabe 4
MKK 5.3.4

Die Entzündung

Welche fünf Kardinalsymptome der Entzündung stellt die Karikatur dar?

a) …………… b) ……………
c) …………… d) ……………
e) ……………

Aufgabe 5
MKK Abb. 5.9

Entartete Gewebe: Tumoren

Aufgabe 6
MKK Abb. 5.12

Es gibt gutartige und bösartige Tumoren. Bitte charakterisieren Sie die Tumoren anhand der folgenden Eigenschaften, indem Sie die Buchstaben den entsprechenden Kästchen der Abbildung zuordnen:

a) Kapsel
b) unscharfe Begrenzung
c) bricht nicht in Gefäße ein
d) bricht in Gefäße ein
f) invasiv-zerstörendes Wachstum
e) verdrängendes Wachstum
g) Metastasierung
h) keine Metastasen

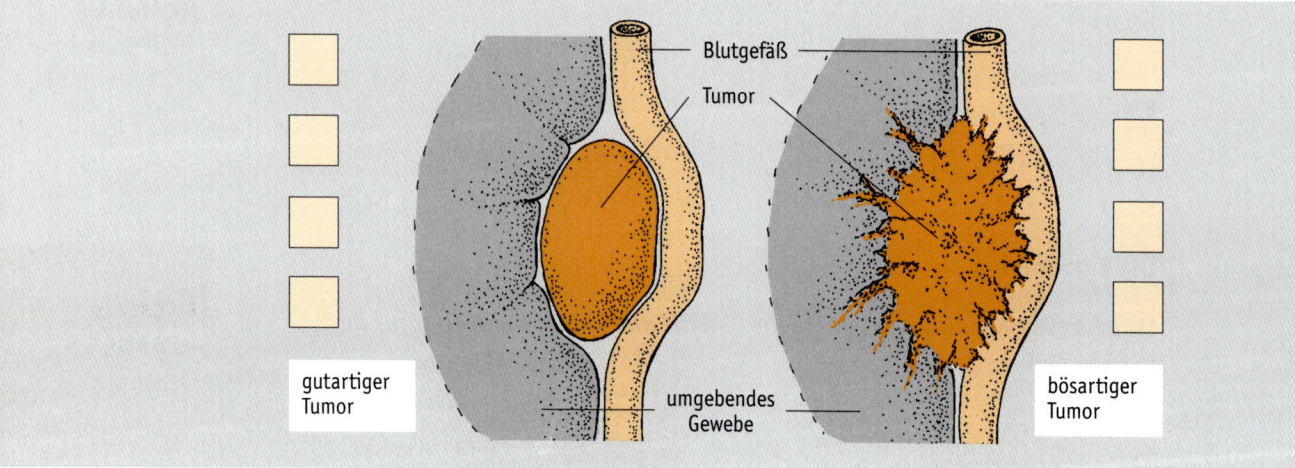

Therapie bösartiger Tumoren

Aufgabe 7
MKK 5.5.8

Silbenrätsel. Wie kann man gegen bösartige Tumoren vorgehen?

be - che - ent - fah - fer - hand - heil - hor - im - len - lung - mo - mon - mor - mun - na - nung - pie - pie - pie - ra - ra - ra - ren - strah - the - the - the - tu - tur - ver

a) chirurgisches Vorgehen gegen den Tumor

b) Anwendung von Elektronen, Neutronen, Protonen oder Radionukliden zur Zerstörung des Tumors

c) Therapie mit Zytostatika

d) Anwendung von Stoffen, die den körpereigenen Drüsensekreten ähnlich sind

e) Stärkung der körpereigenen Abwehr gegen den Tumor ....

f) Anwendung von Mistelextrakt oder anderen pflanzlichen Produkten ....

Krankheitsverläufe

Die folgenden Kurven sollen unterschiedliche Krankheitsverläufe darstellen. Bitte beschriften Sie die Leerkästchen mit den Buchstaben:

Aufgabe 8
MKK Abb. 5.20

a) perakut (rasch zum Tode führend)

b) chronisch progredient (fortschreitend, führt nach Jahren zum Tode)

c) chronisch kontinuierlich   d) chronisch rezidivierend

e) akut   f) inapparent (unbemerkt)

g) Rückfall (Rezidiv) nach längerer Zeit

Null-Linie im EEG

Wesentlicher Anhaltspunkt für den Hirntod ist eine Null-Linie im EEG über mindestens

Aufgabe 9
MKK 5.8.2

a) 10 Minuten   b) 30 Minuten   c) 60 Minuten

Infektion und Abwehr

6

Schutzbarrieren des Körpers

Aufgabe 1
MKK/BAP 6.1

*Da, wo Krankheitserreger zum ersten Male mit dem Körper in Kontakt kommen, ist der Körper durch Schutzbarrieren geschützt.
Welche Aussagen sind richtig?*

Schutzfunktion haben:

a) Magensäure

b) Lysozym im Speichel und in den Tränen

c) Säuremantel der Haut

d) physiologische Bakterienflora im Verdauungstrakt

e) alle Aussagen sind richtig

f) keine der Aussagen ist richtig

Lymphatische Organe

Aufgabe 2
MKK/BAP 6.1.1

Bitte ordnen Sie zu:

1) primär lymphatische Organe
2) sekundär lymphatische Organe

a) Knochenmark
b) Lymphknoten
c) Thymus
d) Mandeln

Das Schlüssel-Schloß-Prinzip

Aufgabe 3
MKK/BAP 6.1.2

Worum handelt es sich bei dem „Schlüssel-Schloß-Prinzip"?

a) Ein Bakterium muß eine Wirtszelle finden, deren Oberfläche genau zu ihm paßt. Dann kann es die Zelle zerstören.

b) Ein Erreger kann dann vernichtet werden, wenn es einen Antikörper gibt, der genau zum Antigen des Erregers paßt.

c) Erst wenn der Antikörper und das Antigen des Erregers genau zusammenpassen, kommt es zum Ausbruch der Erkrankung.

Die vier Teilsysteme der Abwehr

Bitte ordnen Sie die nachfolgenden „Bausteine" der Immunabwehr ihrer Systemzugehörigkeit entsprechend zu:

Aufgabe 4
MKK/BAP Tab. 6.7

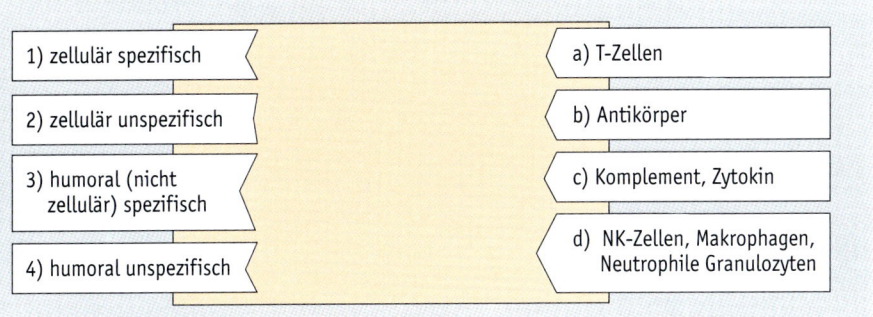

1) zellulär spezifisch
2) zellulär unspezifisch
3) humoral (nicht zellulär) spezifisch
4) humoral unspezifisch

a) T-Zellen
b) Antikörper
c) Komplement, Zytokin
d) NK-Zellen, Makrophagen, Neutrophile Granulozyten

Aufbau eines IgG-Antiköpers

Man spricht von der Y-Form des Antikörpers. Dieses Y hat folgende Elemente:

Aufgabe 5
MKK Abb. 6.9
BAP Abb. 6.8

a) Antigenbindungsstellen
b) Leichte Ketten
c) Verbindungsstellen
d) Schwere Ketten
e) Kontaktstellen für die Zusammenarbeit mit anderen Abwehrzellen

Bitte beschriften Sie das Modell des Antikörpers mit Hilfe dieser Informationen, indem Sie die Lösungsbuchstaben in die Kästchen eintragen:

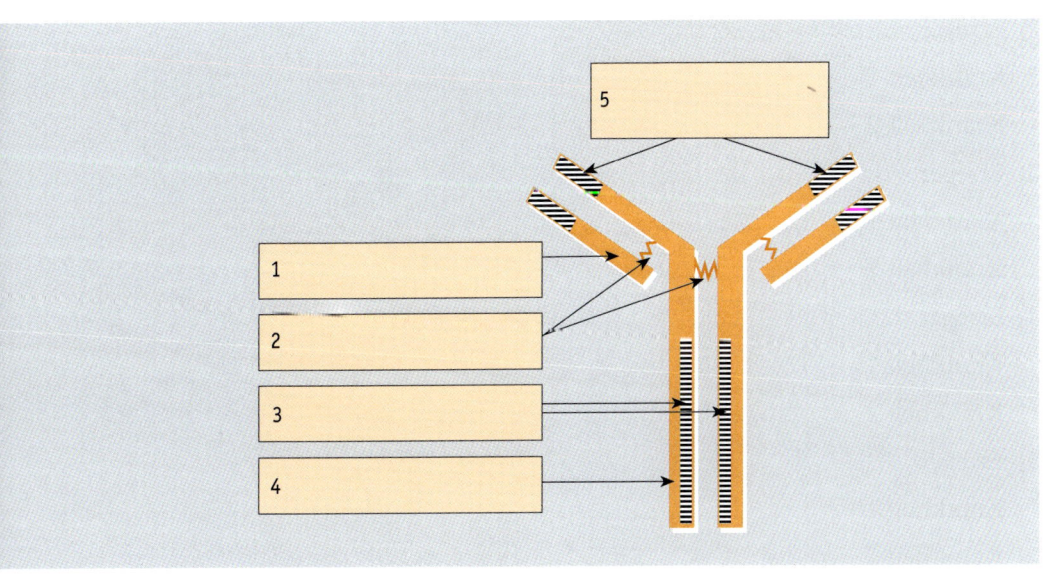

Aufgabe 6
MKK/BAP 6.3

Impfung

Bitte ordnen Sie zu:

Aufgabe 7
MKK Abb. 6.26

Die medizinisch wichtigsten Bakteriengruppen

Bitte benennen Sie die unten dargestellten Bakterien sowie jeweils 2 Infektionskrankheiten, für die sie verantwortlich sind:

1) Erreger ....
   Krankheit 1 ....
   Krankheit 2 ....
2) Erreger ....
   Krankheit 1 ....
   Krankheit 2 ....
3) Erreger ....
   Krankheit 1 ....
   Krankheit 2 ....
4) Erreger ....
   Krankheit 1 ....
   Krankheit 2 ....
5) Erreger ....
   Krankheit 1 ....
   Krankheit 2 ....

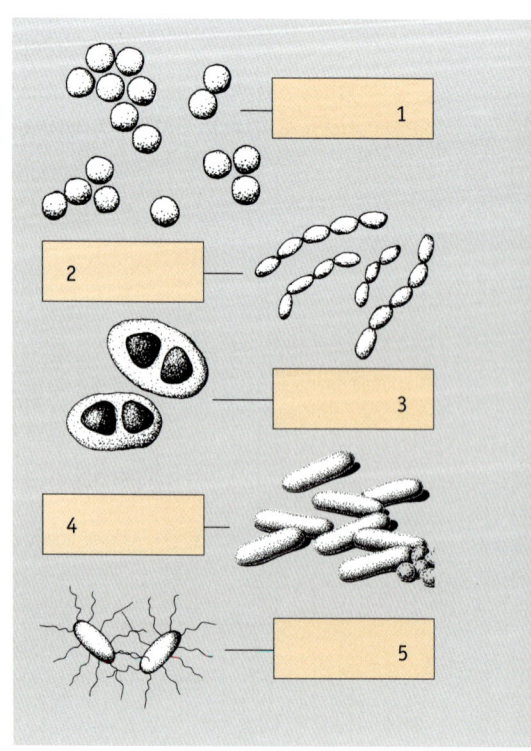

Allergische Reaktionsformen

Silbenrätsel

a - al - gie - his - im - kine - kom - kom - kon - la - ler - ment - min - mun - na - phy - plan - ple - plex - ta - takt - tat - to - to - to - trans - xie - xisch - zy - zy

a) Im Rahmen einer allergischen Reaktion vom Soforttyp (Typ I) treten die Symptome der .... (Jucken, Ödeme, Blutdruckabfall, Konstriktion der Bronchien) innerhalb von wenigen Minuten oder gar Sekunden auf.

b) Die allergische Reaktion vom Soforttyp wird vor allem durch Ausschüttung von .... aus den Mastzellen ausgelöst.

c) Substanzen, die giftig oder zerstörerisch auf Zellen wirken, sind ....

d) Allergische Reaktionen vom Typ II kommen häufig vor, nachdem der/die Betroffene ein neues Organ erhalten hat. Die Allergie richtet sich also gegen das ....

e) Verbindung aus Antigen und Antikörper: ....

f) Bei der allergischen Reaktion vom Typ III schädigen Immunkomplexe das Gewebe, nachdem sie .... aktiviert haben.

g) Immunbotenstoffe, die unter anderem die Teilung und Aktivität von Lymphozyten regulieren, sind ....

h) Die Nickelallergie gehört zu den Typ-IV- oder Spätreaktionen. Sie ist eine ....

Aufgabe 8
MKK/BAP Abb. 6.10

Infektionswege/Übertragungswege

Welche Übertragungswege für Infektionen kennen Sie?

a) Sch..............infektion
b) Tr....................infektion
c) o.............. Infektion
d) par.................... Infektion
e) s.................... Infektion

Aufgabe 9
MKK 6.6.4

Infektionslehre

Aufgabe 10 — MKK 6.6.3

Eine Infektion durchläuft mehrere Stadien. Prüfen Sie die folgend genannten Stadien. Eines fehlt. Welches ist es?

a) Invasionsphase
b) Krankheitsausbruch
c) Überwindungsphase
d) ....

Infektionslehre/Virale Infektionen

Aufgabe 11 — MKK 6.8

Bitte ergänzen Sie den folgenden Text über virale Infektionen:

Häufiger noch als von Bakterien werden wir Menschen von V............... befallen. Diese kleinsten mikrobiologischen Erreger werden auch als „Sonderform des Lebens" bezeichnet, da sie nur aus E.......info.........tion und einer meist geometrisch geformten Vi...............lle bestehen und keinen eigenen Stoff................. haben. Um sich zu vermehren, müssen sie in eine W..........zelle eindringen und dort ihr Erbgut freisetzen. Das virale Erbgut wird in das Erbgut der Wirtszelle eingebaut, so daß die Wirtszelle gezwungen ist, tausendfach V.................tikel zu syn.............sieren und zu komplexen Viren zusammenzusetzen. Anschließend stirbt die Wirtszelle unter Freisetzung der neuen Viren ab, die weitere Zellen i.............zieren.

Erworbenes Immundefektsyndrom – AIDS

Aufgabe 12 — MKK 6.8.3

Welche der folgenden Aussagen ist fasch?

a) Die Immunschwächekrankheit AIDS ist Folge einer Infektion mit dem Humanen Immundefizienz-Virus.

b) Da das Virus nur in Flüssigkeiten überleben kann, wird die Krankheit ausschließlich durch den Kontakt mit infizierten Körpersekreten weitergegeben.

c) Als Folge der Infektion werden die T-Helferzellen zerstört.

d) Über 80% der HIV-Infizierten versterben 6-24 Monate nach der Infektion.

e) Die meisten HIV-Infizierten sterben an opportunistischen Infektionen.

7 Muskeln, Knochen und Gelenke

Knochentypen und -formen

Die Knochen des Skeletts werden entsprechend ihrer Form und Funktion in Knochentypen eingeteilt. Bitte ordnen Sie den nachfolgend aufgeführten Knochentypen je ein Beispiel zu:

Aufgabe 1
MKK/BAP 7.1.2

1) Röhrenknochen — a) Handwurzelknochen
2) kurze Knochen — b) Brustbein
3) platte Knochen — c) Oberarmknochen

Der Röhrenknochen

Bitte beschriften Sie die Abbildung mit Hilfe der folgenden Begriffe:

Aufgabe 2
MKK/BAP Abb. 7.1

a) Metaphyse
b) distale Epiphyse
c) proximale Epiphyse
d) Knochenmarkhöhle
e) Gelenkknorpel
f) Spongiosa
g) Kompakta

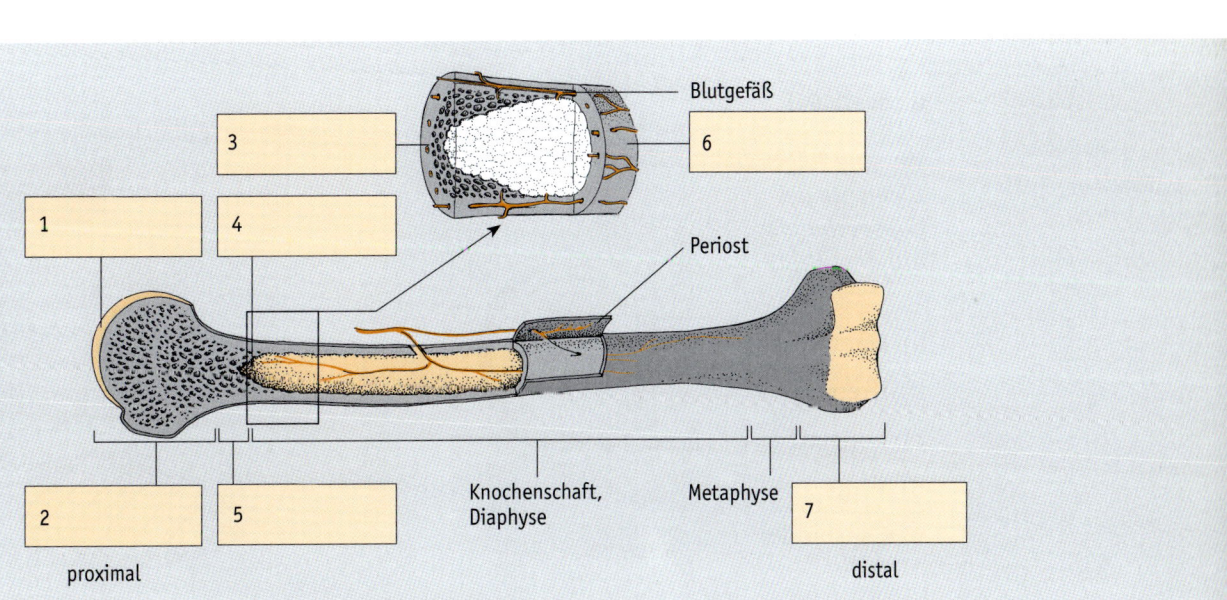

Knochenaufbau

Aufgabe 3
MKK/BAP 7.1.3

Welche Aussagen zum Aufbau des Knochens sind richtig?

a) Außerhalb der Gelenkflächen ist der Knochen von Knorpel umgeben.

b) Das Periost (Knochenhaut) enthält keine Nerven und ist nicht schmerzempfindlich.

c) Die Außenschicht des Knochens (Kortikalis) ist aus dichtem und sehr belastbarem Knochengewebe aufgebaut, während die zarten Knochenbälkchen der Spongiosa im Inneren des Knochens Platz lassen für das blutbildende Knochenmark.

d) Bei den Röhrenknochen ist die Kortikalis im Bereich der Diaphyse (Schaftanteil) relativ breit und wird dort „Kompakta" genannt.

e) Die Knochenbälkchen der Spongiosa sind genau in den Richtungen der Hauptbelastungsachsen des Knochens angeordnet.

Osteoporose

Aufgabe 4
MKK 7.3.1

Bitte ergänzen Sie den folgenden Text:

Bei alten oder längere Zeit bewegungseingeschränkten Menschen ist das .... zwischen Knochen..................... und -abbau zugunsten der Osteo.........sten gestört. Der Knochen verliert K..............m und wird brüchig; diesen Prozeß nennt man Os..............se.

Gipsverband

Aufgabe 5
MKK Abb. 7.10

Wo sind folgende Elemente des Gipsverbandes auf dem Bild?

a) Hautschutz
b) Kreppapier
c) Longette
d) Watte
e) Gipsbinde

Gelenkformen

Wie heißen die abgebildeten Gelenke? Wählen Sie die drei richtigen Bezeichnungen aus den folgenden aus:

a) Kugelgelenk
b) Eigelenk
c) Sattelgelenk
d) Scharniergelenk
e) Zapfengelenk

Aufgabe 6
MKK Abb. 7.13
BAP Abb. 7.8

Gelenkformen

Ordnen Sie bitte die folgenden Körpergelenke den richtigen Typen zu:

Aufgabe 7
MKK/BAP 7.2.4

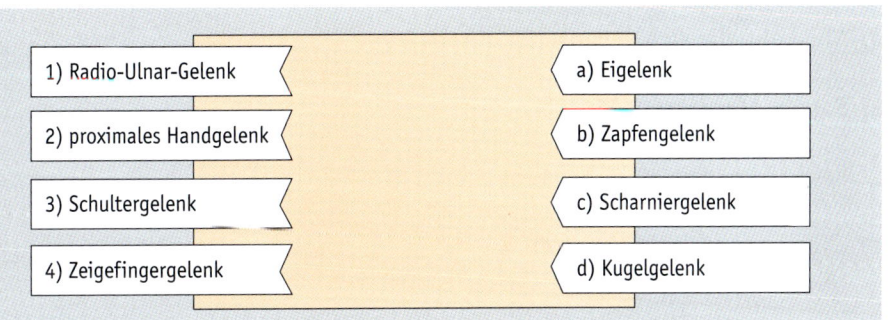

Die Kontraktion des Skelettmuskels

Aufgabe 8 — MKK/BAP 7.3.5

Nutzen Sie ihr Wissen über Nervenleitung und Skelettmuskel, um den folgenden Text zu ergänzen:

Im Gegensatz zu den anderen Muskelarten benötigt der Skelettmuskel einen Reiz von einer ....zelle (Moto..............n), um sich kontrahieren zu können. Die Erregungsübertragung von Motoneuron zur Muskelfaser findet an der mo..............schen E..............tte statt; der Übertragerstoff ist das A..............cholin. Die Erregung bewirkt, daß Ak..............- und My..............mente unter Energieverbrauch ineinandergleiten und so den Muskel kont..............ren. Unmittelbar nach einem Nervenreiz befindet sich der Muskel in einer kurzen Schutzpause, der Ref..............-periode, die eine Übererregung des Skelettmuskels vermeiden soll.

Die Muskulatur

Aufgabe 9 — MKK/BAP 7.3.2–7.3.5

Silbenrätsel

a - a - bauch - bin - ce - cho - er - gi - glo - go - kel - lin - mo - mus - myo - neu - nist - ron - sprung - sten - syn - tyl - to - ur

a) Muskel, der eine bestimmte Bewegung ausführt (Spieler) ....

b) „Anfang" des Muskels (kranial bzw. proximal befestigter Teil) ....

c) fleischige mittlere Portion des Muskels ....

d) Muskeln, die sich gegenseitig unterstützen ....

e) Sauerstoffträger im Muskel ....

f) besonderer Typ einer Nervenzelle im Muskel ....

g) chemischer Übertragerstoff (Neurotransmitter) im Muskel ....

Unterschiedliche Muskelgewebe

Bitte ordnen Sie die Muskelgewebe den zugehörigen Kontraktionsformen zu:

Aufgabe 10
MKK/BAP 7.3

1) Herzmuskelgewebe
2) Glatte Muskulatur
3) Quergestreifte Muskulatur

a) unwillkürliche peristaltische Kontraktion
b) willkürliche isometrische und isotonische Kontraktion
c) unwillkürliche kontinuierliche rhythmische Kontraktion

Krankhafte Muskelkontraktionen

Bitte ordnen Sie zu:

Aufgabe 11
MKK 7.3.9

1) Spasmus
2) Tremor
3) Faszikulieren

a) plötzliche unwillkürliche Kontraktion einer großen Muskelgruppe
b) ungewollte sichtbare kurze Zuckungen von Hautfaserbundeln unter der Haut
c) rhythmische ungewollte Kontraktionen entgegengesetzt wirkender Muskelgruppen

Muskelatrophie

Bitte ergänzen Sie folgenden Text:

Aufgabe 12
MKK 7.3.10

Als Muskelatrophie bezeichnet man das Sch........................ von Muskelmasse. Dies kann bei bettlägerigen Patienten auftreten oder bei Patienten mit einem Gipsverband. In diesen beiden Fällen ist die Ursache die Inak........................tät . Sie ist r.................ibel durch Muskeltraining. Irreversibel kann aber eine n.............gene Muskelatrophie sein.

Der Bewegungsapparat

8

Aufgabe 1
MKK Abb. 1.8–1.9
BAP Abb. 8.2–8.3

Bewegungsmöglichkeiten der Extremitäten

Bitte ordnen Sie die folgenden Begriffe den auf der Abbildung dargestellten Bewegungsmöglichkeiten zu, indem Sie die Lösungsbuchstaben in die Kästchen eintragen (Mehrfachnennungen sind möglich):

a) Retroversion
b) Anteversion
c) Abduktion
d) Flexion
e) Pronation
f) Supination
g) Adduktion
h) Extension

Aufgabe 2
MKK 8.2.7
BAP 11.5

Die mimische Muskulatur

Welcher Nerv „bewegt" die Gesichtsmuskeln?

a) Nervus (N.) maxillaris
b) N. trigeminus
c) N. oculomotorius
d) N. facialis
e) N. olfactorius

Die mimische Muskulatur und die Kaumuskulatur

Bitte ordnen Sie zu:

Aufgabe 3
MKK 8.2.7 + 8.2.8
BAP 8.2.4 + 8.11

1) Musculus (M.) masseter
2) M. orbicularis oris
3) M. orbicularis oculi

a) Schließt das Auge
b) Hebt den Unterkiefer, Mahlbewegungen
c) Formt die Lippen beim Sprechen

Die Schädelnähte

Bitte beschriften Sie die Abbildung mit Hilfe folgender Begriffe:

Aufgabe 4
MKK Abb. 8.9-8.10
BAP Abb. 8.7

a) Stirnbein (re. u. li.)
b) Scheitelbein (re. u. li.)
c) Hinterhauptsbein
d) Kranznaht
e) Lambdanaht
f) Pfeilnaht
g) Stirnfontanelle
h) Hinterhauptsfontanelle

Die Halswirbelsäule

Aufgabe 5
MKK/BAP 8.3.1

Prüfen Sie die Aussagen. Welche ist falsch?

a) Die Halswirbelsäule hat 7 Wirbel.

b) Die besondere Konstruktion des 1. Halswirbels (Atlas) erlaubt die Drehbewegung des Kopfes.

c) Der 2. Halswirbel (Axis) erlaubt die Drehbewegung des Kopfes.

d) Der 7. Halswirbel springt am weitesten rückenwärts vor und läßt sich gut durch die Haut tasten.

Halsmuskulatur

Aufgabe 6
MKK/BAP 8.3.1

Welcher Muskel verbindet Kopf und Brust und ermöglicht Drehung und Vorbeugung des Kopfes?

a) M. scalenus anterior
b) Platysma
c) M. sternocleidomastoideus
d) M. longus colli

Der Kehlkopf

Aufgabe 7
MKK Abb. 8.16
BAP Abb. 17.6

Bitte beschriften Sie die Abbildung mit folgenden Begriffen:

a) Kehldeckel (Epiglottis)
b) Zungenbein
c) Schildknorpel
d) Ringknorpel
e) Stellknorpel
f) Luftröhre
g) Stimmbänder

8

Die Wirbelsäule

Die Wirbelsäule hat 24 freie Wirbelkörper. Bitte teilen Sie den einzelnen Abschnitten der Wirbelsäule die richtige Anzahl Wirbel zu und ergänzen Sie den Text:

a) Halswirbelsäule (HWS): ....Wirbel

b) Brustwirbelsäule (BWS): ....Wirbel

c) Lendenwirbelsäule (LWS): ....Wirbel

Nach kaudal schließen sich noch einige verknöcherte bzw. verkümmerte Wirbel an. Das K..............bein wird von 5 S...............wirbeln gebildet, die zu einem kompakten Knochen verschmolzen sind. Etwa 4 verkümmerte St..........wirbel bilden das St..........bein.

Aufgabe 8
MKK/BAP 8.3.2

Aufbau der Wirbelsäule

Bitte benennen Sie die Abschnitte und Krümmungen der Wirbelsäule.

a) Kyphose (2mal)

b) Lordose (2mal)

c) HWS

d) BWS

e) LWS

f) Kreuzbein

Aufgabe 9
MKK Abb. 8.24
BAPP Abb. 8.16

Aufbau eines Wirbelkörpers

Aufgabe 10
MKK/BAP 8.3.2

Bitte ordnen Sie zu:

1) Wirbelkörper
2) Wirbelloch
3) Dornfortsatz
4) Zwischenwirbelloch

a) Durchtrittsstelle für Spinalnerven
b) gewichtstragender Teil der WS
c) nach hinten zeigender Knochenfortsatz
d) Durchtrittsstelle für das Rückenmark

Rückenschule

Aufgabe 11
MKK Abb. 8.33

Welche der beiden Haltungen ist die richtige beim Bücken und Heben (bitte ankreuzen)?

Das Zwerchfell

Aufgabe 12
MKK 8.3.7
BAP 8.3.6

Welche wichtigen Organe oder Gefäße treten durch das Zwerchfell?

a) Aorta
b) Arteria femoralis
c) Vena cava superior
d) Speiseröhre
e) Vena cava inferior

8

Frontalansicht des Brustkorbs

Bitte kennzeichnen Sie die folgenden anatomischen Elemente:

a) Schlüsselbein (Clavicula)
b) Brustbein (Sternum)
c) Handgriff des Brustbeins (Manubrium sterni)
d) Rippen
e) Processus xiphoideus
f) Rippenbogen

Aufgabe 13
MKK Abb. 8.35
BAP Abb. 8.21

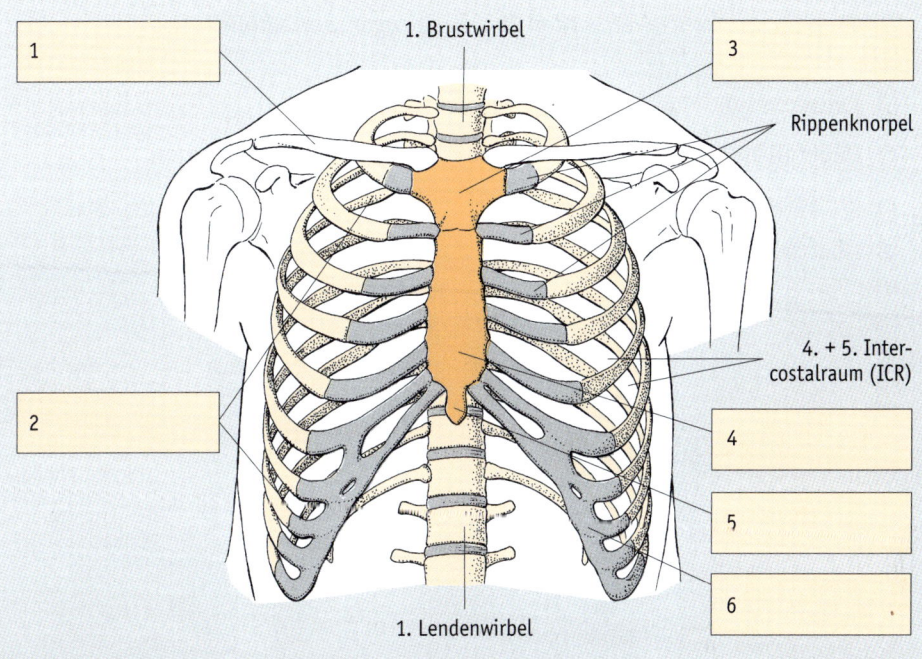

Bauchmuskulatur

Bitte ordnen Sie die Muskeln und ihre Eigenschaften einander zu:

Aufgabe 14
MKK 8.3.8
BAP 8.3.7

1) Musculus (M.) rectus abdominis (gerader Bauchmuskel)
2) M. transversus abdominis (querer Bauchmuskel)
3) M. obliquus externus
4) M. obliquus internus

a) Verlauf entspricht Armhaltung bei in den Hosentaschen steckenden Händen
b) oberflächlichster Bauchmuskel, Verlauf durch 3 Zwischensehnen unterbrochen (bei Sportlern gut sichtbar)
c) fächerförmiger Verlauf vom Darmbein zur Mitte
d) tiefste Schicht der Bauchwandmuskulatur

Schultergelenk

Aufgabe 15
MKK/BAP 8.5

Welcher der folgenden Knochen birgt die Gelenkpfanne für das Schultergelenk?

a) Schlüsselbein (Clavicula) b) Brustbein (Sternum)
c) Schulterblatt (Scapula) d) Humerus (Oberarmknochen)

Obere Extremitäten

Aufgabe 16
MKK Abb. 8.45
BAP Abb. 8.25

Bitte ergänzen Sie die fehlenden Beschriftungen der Abbildung:

a) Daumenwurzelgelenk b) Elle (Ulna)
c) Olecranon (Ellen-Haken-Fortsatz) d) Mittelhandknochen
e) Schlüsselbein (Clavicula) f) Humeruskopf
g) oberes Radioulnargelenk h) Speiche (Radius)

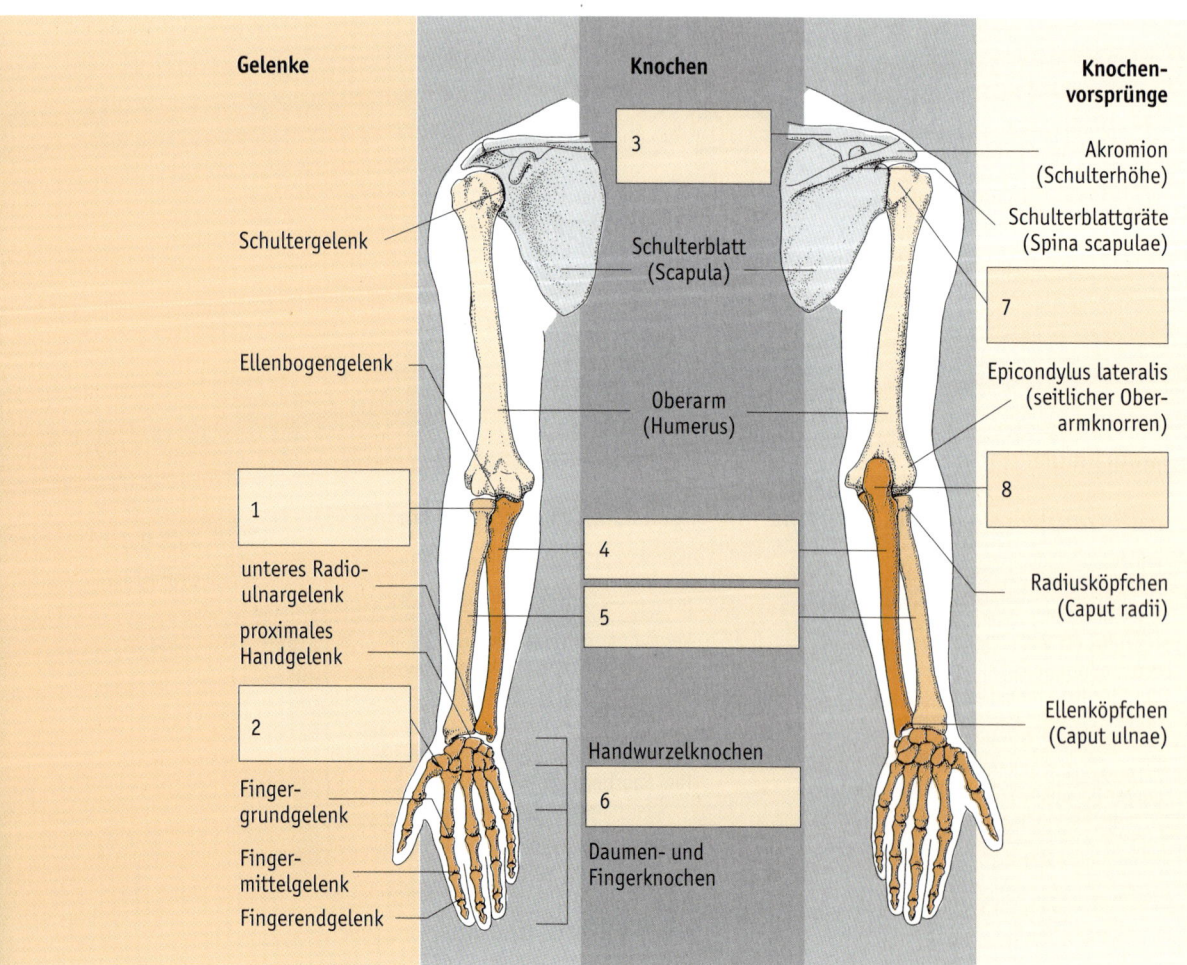

8

Der Unterarm

Welche Aussage ist falsch?

a) Die Elle weist an ihrem Ende einen großen hakenförmigen Fortsatz auf, der Olecranon genannt wird (= Ellenbogenspitze).

b) Elle und Speiche sind über zwei Gelenke (oberes und unteres Radioulnargelenk) beweglich miteinander verbunden.

c) Wenn man einen **Sup**penlöffel zum Essen in die Hand nimmt, führt man eine **Sup**inationsbewegung durch.

d) Alle Muskeln, die das Handgelenk bewegen, haben ihren Ursprung am Unterarm.

e) Die Speiche liegt auf der Seite des Daumens, also lateral der Elle.

Aufgabe 17
MKK/BAP 8.6.2

Handskelett und Muskulatur der Hohlhand

Bitte benennen Sie die unbenannten Strukturen auf der Darstellung:

a) Mittelhandknochen
b) Fingerendgelenk
c) Erbsenbein
d) Kahnbein
e) Mondbein
f) Retinaculum flexorum
g) Karpaltunnel
h) Speiche (Radius)

Aufgabe 18
MKK Abb. 8.59
BAP Abb. 8.34 + 8.37

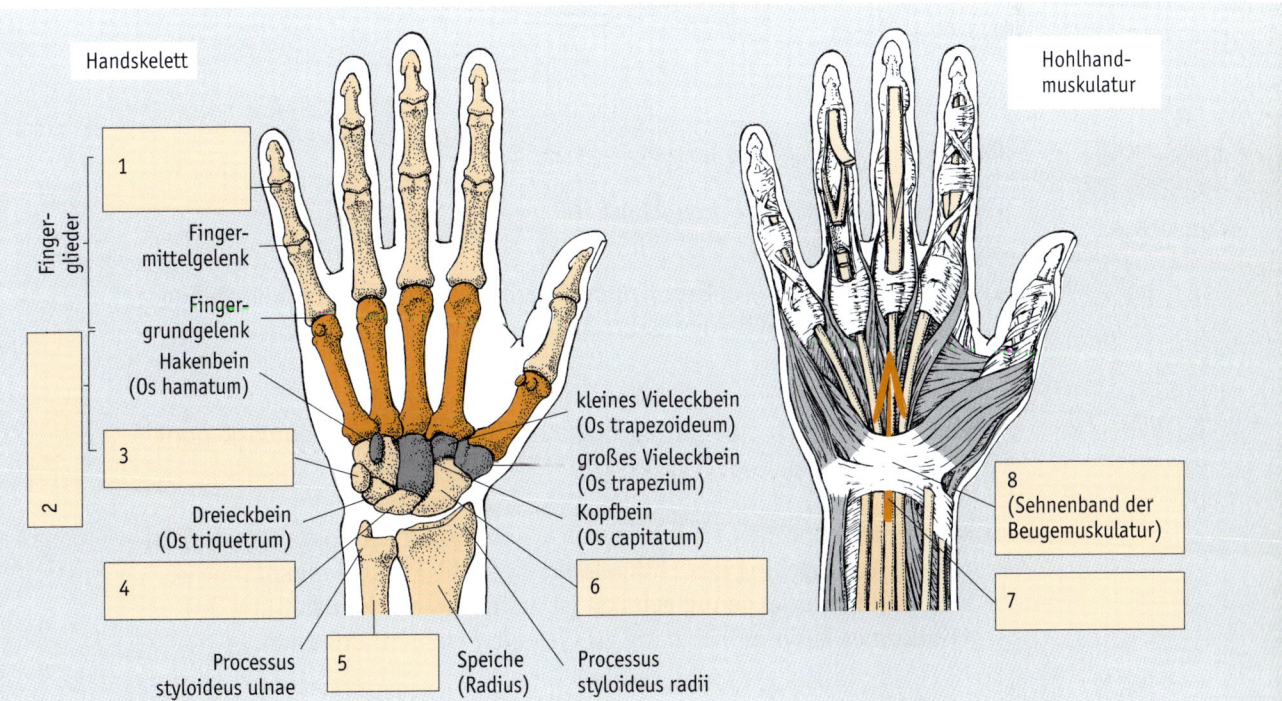

Aufgabe 19
MKK Abb. 8.65
BAP Abb. 8.39

Das Becken

Bitte beschriften Sie die Abbildung:

a) Darmbeinschaufel
b) Sitzbein (Os ischii)
c) Hüftloch (Foramen obturatum)
d) Schambein (Os pubis)
e) Hüftgelenksfläche
f) Hüftgelenkspfanne (Acetabulum)

Aufgabe 20
MKK/BAP 8.7.1

Das Becken

Welche Aussage zum Becken ist falsch?

a) Das Becken wird von drei Knochen gebildet, die über die knorpelige Symphyse und die beiden Sakroiliakalgelenke ringförmig zusammengefügt sind.

b) Das Darmbein ist eine gut zugängliche Stelle zur Knochenmarkspunktion.

c) Bei der angeborenen Hüftdysplasie kommt es oft schon im Säuglingsalter zur Auskugelung des Hüftgelenks, weil die Hüftgelenkspfanne zu steil und nicht tief genug geformt ist; aufgrund der Fehlstellung des Hüftkopfes kann es frühzeitig zu Gelenkverschleiß kommen.

d) Die erheblichen Unterschiede zwischen männlichem und weiblichem Becken können bisher biologisch nicht erklärt werden.

e) Der nach unten offene Beckenausgang wird von einer Platte aus Muskeln und Bändern abgeschlossen, dem Beckenboden.

Beuger und Strecker im Hüftgelenk

Welche Muskeln sind Beuger oder Strecker im Hüftgelenk?

Aufgabe 21
MKK/BAP 8.7.3

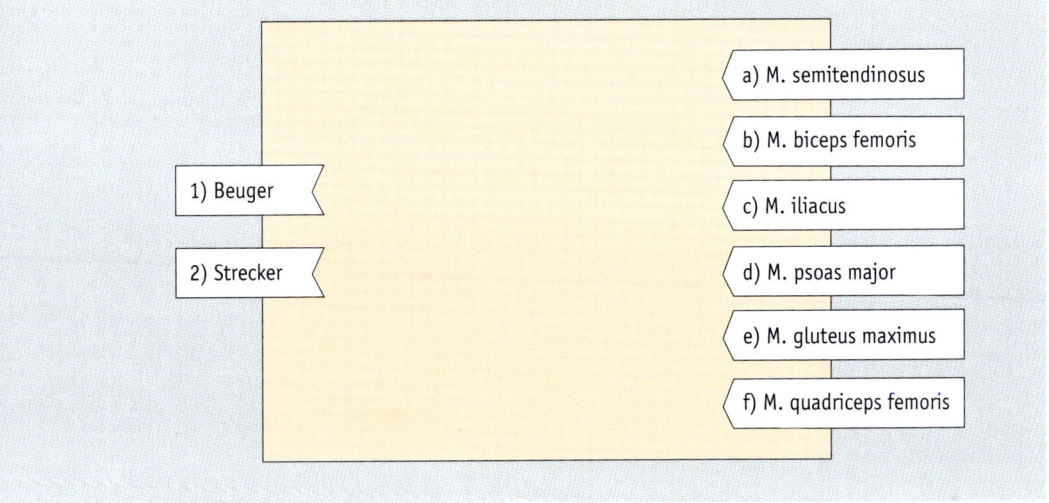

Das Kniegelenk

Welche der folgenden Aussagen stimmt nicht?

Aufgabe 22
MKK 8.8.2

a) Der proximale Anteil des Kniegelenks besteht aus dem Trochanter major.

b) Der distale Anteil des Kniegelenks besteht aus den beiden Kondylen der Tibia und dem Fibiaköpfchen.

c) Die durch die Haut tastbare Kniescheibe (Patella) bildet den ventralen Anteil des Kniegelenks.

d) Der Gelenkspalt wird unter anderem durch die Menisken (Innen- und Außenmeniskus) abgepolstert.

Aufgabe 23
MKK Abb. 8.78
BAP Abb. 8.48

Oberschenkelknochen

Die Abbildung zeigt den rechten Oberschenkelknochen. Bitte benennen Sie die Strukturen:

a) Epicondylus lateralis b) Trochanter major
c) Kniegelenkfläche d) Schenkelhals

Aufgabe 24
MKK/BAP 8.8.4

Die Sprunggelenke

Bitte ordnen Sie zu:

Das Knochengerüst des Fußes

Bitte setzen Sie die folgenden Bezeichnungen (bzw. Lösungsbuchstaben) an die richtigen Stellen in der Abbildung:

a) Calcaneus (Fersenbein) b) Talus (Sprungbein)
c) 1. Mittelfußknochen d) Großzehengrundglied
e) Großzehenendglied

Aufgabe 25
MKK Abb. 8.97
BAP Abb. 8.55

Fehlstellungen des Fußes

Bitte ordnen Sie die Beschreibungen den Fußfehlstellungen zu:

Aufgabe 26
MKK 8.8.4

Die Haut

Aufgabe 1
MKK/BAP 9.1

Funktionen der Haut

Der Haut kommen einige wichtige Aufgaben zu. Um welche handelt es sich maßgeblich? Bitte ergänzen Sie den folgenden Text:

Die Haut sch............... den Körper vor schädlichen Umwelteinflüssen. Wie Augen und Ohren ist die Haut ein wesentliches Sinnesorgan. Sie stellt mit Hilfe von ....körperchen eine Verbindung mit der Außenwelt her. Auch hat die Haut Regulatorfunktion. Sie trägt zur Konstanthaltung der Körpert..................... bei. Dies geschieht durch Abgabe von Flüssigkeit z.B. in Form von .... durch die Poren oder durch Verengung bzw. Erweiterung von Hautg................ .

Aufgabe 2
MKK Abb. 9.5

Injektionsformen

Die Haut ist Applikationsort oder Durchtrittspforte für Injektionen. Benennen Sie die dargestellten Injektionsarten:

9

Hautschichten und deren Eigenschaften

Bitte ordnen Sie die Begriffe sinnvoll zu. Einer der Begriffe aus der ersten Spalte erhält zwei Zuordnungen:

Aufgabe 3
MKK/BAP 9.2.1

1) Basalzellschicht
2) Stachelzellschicht
3) Körnerschicht
4) Hornschicht
5) Stratum lucidum

a) Korneozyten
b) nur an Handtellern und Fußsohlen
c) sich ständig teilende längliche Zellen
d) bildet Gerüst, das die Epidermis stabil hält
e) Umwandlung von Keratino- in Keratozyten
f) Merkel'sche Scheibe

Hautanhangsgebilde

Die Graphik zeigt einen Schnitt durch die Haut mitsamt ihren Anhangsgebilden. Bitte ergänzen Sie die Bezeichnungen der einzelnen Strukturen:

Aufgabe 4
MKK Abb. 9.7
BAP Abb. 9.3

38

Aufgabe 5
MKK 9.5

Verschiedene Hauterkrankungen

Ordnen Sie den genannten Hauterkrankungen jeweils 2 Eigenschaften oder Begriffe zu:

Aufgabe 6
MKK Abb. 9.9

Hautveränderungen

Ordnen Sie den im Bild gezeigten Effloreszenzen die richtigen Bezeichnungen zu:

a) Ulkus (Haut und Gewebeverlust) b) Rhagade (Hauteinriß)
c) Pustel (Pustula) d) Blase (Bulla)
e) Schuppe (Squama)

9

Dekubitus

Aufgabe 7
MKK Abb. 9.18

Markieren Sie die durch Dekubitus gefährdeten Regionen des Körpers auf der Abbildung mit Kreisen. Bedenken Sie dabei, daß vor allem die typischen Druckstellen im Liegen betroffen sind!

Schreiben Sie die Bezeichnung der Region daneben.

Wie kann man Dekubitus am sinnvollsten vorbeugen?

....
....
....
....
....
....
....
....

Malignes Melanom

Aufgabe 8
MKK/BAP 9.2.1

Bitte ergänzen Sie den folgenden Text:

In der Basal- und Stachelzellschicht findet man die M................. . Sie produzieren ein Pigment, das M............., das der Haut seine Farbe gibt und die tieferen Hautschichten vor schädlichem UV-Licht schützt. Bei übermäßiger S............bestrahlung können die Melanozyten allerdings selbst Schaden nehmen und sich in T.................len verwandeln. Es kann dann ein m............ M............... entstehen, ein bösartiger Hauttumor, der außer in Frühstadien kaum erfolgreich behandelt werden kann.

Das Nervengewebe

Zentrales und peripheres Nervensystem

Aufgabe 1
MKK/BAP 10.1

Bitte ordnen Sie die Begriffe einander zu:

1) Zentrales Nervensystem (ZNS)
2) Peripheres Nervensystem

a) Gedächtnis
b) Gehirn
c) Rückenmarksnerven, Hirnnerven
d) Rückenmark
e) Bewußtsein
f) Kontakt zur Außenwelt

Willkürliches und vegetatives Nervensystem

Aufgabe 2
MKK/BAP
Abb. 10.3

Bitte tragen Sie die richtigen Bezeichnungen ein:

a) willkürliches Nervensystem
b) vegetatives Nervensystem
c) vorwiegend bewußte Steuerung
d) vorwiegend unbewußte Steuerung

Skelettmuskulatur

Herzmuskel   Drüsen   glatte Muskulatur

Aufbau einer Nervenzelle

Bitte setzen Sie die folgenden Begriffe an die richtige Stelle:

a) Axonhügel
b) Markscheide
c) Zellkörper
d) Axon
e) Zellkern
f) präsynaptische Endköpfe
g) Dendriten

Aufgabe 3
MKK/BAP
Abb. 10.5

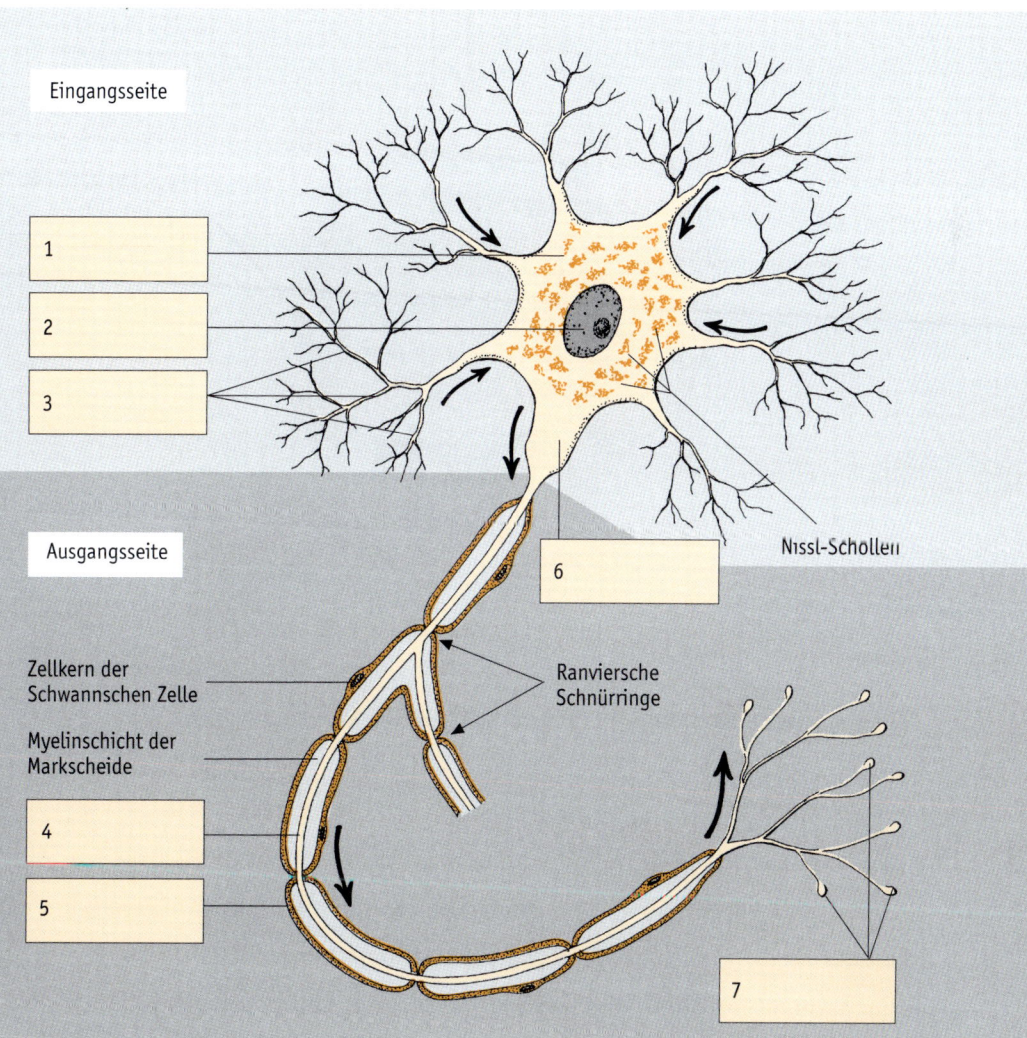

Zusammenarbeit von Neuronen und Synapsen

Aufgabe 4
MKK/BAP
Abb. 10.10

Bitte setzen Sie folgende Begriffe an die richtige Stelle:

a) präsynaptische Membran b) Rezeptor
c) Neurotransmitter d) synaptischer Spalt
e) postsynaptische Membran

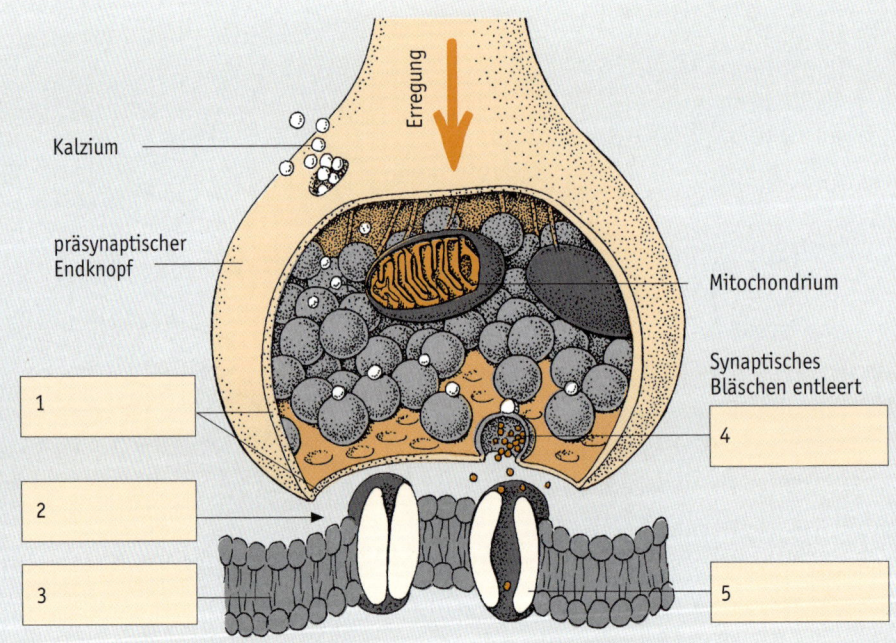

Diagnostische Methoden bei Erkrankungen des Nervengewebes

Aufgabe 5
MKK 10.7
BAP 10.5

Bitte ergänzen Sie:

Die Aktivität des Gehirns (Encephalon) wird mit Hilfe der Elektro-.................graphie (EEG) gemessen. Die Nervenleitgeschwindigkeit kann mit der Elektro............graphie (ENG) bestimmt werden. Bei Verdacht auf einen Tumor im Kopfinneren (Kopf = Cranium) kann dieser durch die Cr.......ale C......p...t............graphie oder die K......sp.....t.........graphie (KST, NMR) lokalisiert werden. Mit den Erkrankungen des Nervensystems befaßt sich die N.........logie, mit den Störungen des Gemütszustandes beschäftigt sich die Psy..........rie.

Die Funktion des Neurons

Bitte vervollständigen Sie die nachfolgenden Aussagen:

Aufgabe 6
MKK/BAP 10.3

a) An der Membran einer nicht erregten Nervenzelle besteht eine elektrische Spannung, das R.........p...............l (Innenseite negativ, Außenseite positiv).

b) Durch D.......l..........tion kann das Membranpotential einen kritischen Wert erreichen, der nach dem Alles-oder-Nichts-Prinzip ein Aktionspotential auslöst; während des Aktionspotentials kehren sich die Ladungsverhältnisse um.

c) Das A..............potential breitet sich entlang des Axons bis zu den Synapsen aus.

d) Das Ruhepotential wird durch die Re...............tion wiederhergestellt.

e) Während und unmittelbar nach einem Aktionspotential ist ein Neuron nicht erregbar, also r.........tär.

Welche Aussage ist falsch?

Aufgabe 7
MKK 10.4.3-10.4.5
BAP 10.4.2-10.4.3

a) Die am Axon elektrisch fortgeleitete Erregung wird an der Synapse chemisch übertragen.

b) Die Erregung über die Synapsen kann sich nur in *eine* Richtung ausbreiten, da nur das präsynaptische Axon synaptische Bläschen mit Neurotransmittern und nur die postsynaptische Membran die entsprechenden Rezeptoren besitzt; eine Umkehrung der Erregung ist also technisch nicht möglich.

c) Neurotransmitter wirken entweder erregend oder hemmend auf die postsynaptische Membran.

d) Neurotransmitter und ihre Rezeptoren werden von Drogen oder Medikamenten nicht beeinflußt.

Das Nervensystem

Lage der Hirnstrukturen

Bitte beschriften Sie die Abbildung:

a) Stirnlappen
b) Vordere Zentralwindung
c) Hintere Zentralwindung
d) Hinterhauptslappen
e) Kleinhirn
f) Hirnstamm
g) Schläfenlappen

Der Aufbau des Großhirns

Welche Strukturen gehören nicht zur weißen Substanz des Großhirns?

a) Assoziationsbahnen
b) Basalganglien
c) Balken
d) Thalamus
e) Pyramidenbahn (Projektionsbahn)

11

Hirnstrukturen

Bitte ordnen Sie zu:

1) Großhirn
2) Kleinhirn
3) Hirnstamm
4) Zwischenhirn

a) Besonders wichtig für die motorische Feinsteuerung des Körpers

b) Hier sind die Bahnsysteme für Regelkreise, wie das Herz/Kreislaufzentrum, das Atemzentrum sowie verschiedene Reflexzentren

c) Oberstes Hirnzentrum; Entstehungsort bewußter Empfindungen und Handlungsabläufe sowie des Gedächtnisses

d) Schaltstelle zwischen Großhirn und Hirnstamm, Informationsfilter, Steuerung zahlreicher Körperfunktionen

Aufgabe 3
MKK 11.4-11.9
BAP 11.2-11.6

Rindenfelder

Bitte ordnen Sie die nachfolgend genannten Rindenfelder ihrer Lokalisation auf der Hirnrinde zu:

a) Sehzentrum
b) Hörzentrum
c) primär motorisches Rindenfeld
d) primär sensorisches Rindenfeld

Aufgabe 4
MKK Abb. 11.7
BAP Abb. 11.6

Zwischenhirn, Hirnstamm und Formatio reticularis

Bitte lösen Sie folgendes Silbenrätsel:

an - drü - fil - for - hangs - hirn - hor - hy - la - ma - mo - mus - ne - po - se - tert - tha - tio

a) Der .... ist dem vegetativen Nervensystem übergeordnet und koordiniert wichtige Körperfunktionen wie Wärmeregulation, Wasserhaushalt, Kreislauffunktionen, Nahrungs- und Flüssigkeitsaufnahme usw.

b) Die .... (Hypophyse) steht über den Hypophysenstiel mit dem Hypothalamus in Verbindung; der Hypophysenvorderlappen ist die wichtigste übergeordnete Hormondrüse des Körpers.

c) In den Kerngebieten des Hypothalamus werden wichtige .... gebildet, die entweder über Nerven in den Hypophysenhinterlappen oder auf dem Blutweg in den Hypophysenvorderlappen transportiert werden.

d) Damit die Großhirnrinde nicht von Signalen aus Körper und Umwelt überflutet wird, filtert der .... die ankommenden Informationen und läßt nur die wirklich wichtigen Signale passieren.

e) Die .... reticularis, die sich vom Mittelhirn bis in das verlängerte Mark erstreckt, spielt bei der Steuerung der Bewußtseinslage und des Schlaf-Wach-Rhythmus eine entscheidende Rolle.

Hirnnerven

Welche Funktionen haben die folgenden Hirnnerven?
Bitte ordnen Sie richtig zu:

Der Schlaganfall

Ein Schlaganfall kann ältere Menschen plötzlich zu Pflegefällen machen. Wichtige Begriffe dazu im Silbenrätsel:

a - bo - em - fuß - he- hirn - kon - lie - mi - pa - plex - po - re - ren - se - spitz - trak - tu

a) Medizinisches Fremdwort für Schlaganfall ....

b) Verschleppung von Blutgerinnseln in die Gehirngefäße ....

c) Einseitige Lähmung nach Schlaganfall ....

d) Funktions- und Bewegungseinschränkung ....

e) Fußstellung nach Schlaganfall, bei der die Fußspitze beim Gehen den Boden berührt ....

Aufgabe 16
MKK 11.15.8

Die Pflege der Schlaganfallpatienten

Was sollte bei der Pflege der Schlaganfallpatienten beachtet werden (mehrere Aussagen sind richtig)?

a) Der Patient hat häufig psychische Probleme, da er mit seiner plötzlich auftretenden Lähmung nicht umgehen kann. Viele ertragen die Hilflosigkeit nur schwer. Dies kann sich sowohl als Depression und Antriebsarmut äußern als auch in aggressivem Verhalten gegenüber den betreuenden Pflegekräften.

b) Da der Patient seine kranke Körperhälfte „vergißt", soll sie ihm durch pflegerische Tätigkeit bewußt gemacht werden; d.h. der Patient soll möglichst von der gelähmten Seite her angesprochen und gepflegt werden.

c) Der Patient ist aufgrund seiner Lähmung psychisch sehr angeschlagen; deshalb sollte man die kranke Seite nicht auch noch unnötig bevorzugen.

d) Es kommt häufig zu Verletzungen durch Sturz, da die Patienten ihre Lähmung vergessen und aufstehen, obwohl sie nicht stehen können.

e) Richtige Lagerung, häufiges Umlagern und Durchbewegen der Extremitäten sind unerläßlich, um Kontrakturen vorzubeugen.

Aufgabe 17
MKK 11.15.8

Sensibilität und Sinnesorgane

Aufgabe 1 MKK/BAP 12.1

Sinnesrezeptoren

Welcher Rezeptortyp vermittelt keine Sinnesqualitäten zum ZNS?

a) Mechanorezeptor   b) Hormonrezeptor
c) Photorezeptor   d) Chemorezeptor
e) Thermorezeptor

Aufgabe 2 MKK/BAP 12.3.2

Der Schmerz

Schmerz ist nicht gleich Schmerz. Es gibt verschiedene Schmerztypen. Bitte ordnen Sie zu:

1) somatischer Schmerz
2) viszeraler Schmerz
3) neurogener Schmerz

a) Menstruationsschmerz
b) Schmerz von Haut, Bindegewebe und Bewegungsapparat
c) heller, einschießender Schmerz, z.B. der Phantomschmerz nach einer Operation

Aufgabe 3 MKK/BAP 12.3

Die Schmerzempfindung

Bitte ergänzen Sie den Text:

Die für das Überleben wichtigste Sinnesfunktion ist die Sch........zempfindung. Die Sch........zrez............ren weisen uns innerhalb von Bruchteilen von Sekunden auf Gefahren hin, die schwere Körpersch............. anrichten oder den Tod bedeuten können, damit wir uns möglichst schnell von dieser Gefahrenquelle entf.............. . Die Schmerzw............n.........ung ist jedoch nicht immer gleich. Bereits auf R.............m.........ebene, aber auch vom Gehirn aus werden die Schmerzreize moduliert. Die Schmerzweiterleitung kann durch verschiedene körpereigene Substanzen wie E..............ine und Se............nin gehemmt werden.

12

Die Schutzeinrichtungen des Auges

Welche Teile des Auges gehören zu den Schutzeinrichtungen?

a) Wimpern
b) Augenlider
c) Pupille
d) Papille
e) Augenbrauen
f) Bindehaut
g) Tränendrüsen
h) Iris

Aufgabe 4
MKK 12.6.11
BAP 12.6.6

Auge und Sehsinn

Kreuzworträtsel zum Sehorgan:

Aufgabe 5
MKK/BAP 12.6

9) Fähigkeit der Linse, sich auf Nah- und Fernsehen einzustellen
2) Wichtig für das Dämmerungssehen
3) Wichtig für das Farbensehen
5) Weitgestellte Pupillen
8) Sehschärfe oder Auflösungsvermögen des Auges
1) Liegt verborgen hinter dem Augenlid, produziert Flüssigkeit
6) Enggestellte Pupillen
4) Um Nahliegendes scharf zu sehen, bewegen sich die Augen in Richtung Nase
7) Maß für die Brechkraft des Auges

Das Auge

Aufgabe 6
MKK Abb. 12.13
BAP Abb. 12.7

Bitte benennen Sie die Strukturen auf der Abbildung, die einen Querschnitt durch den Augapfel zeigt. Folgende Benennungen sollen richtig verteilt werden:

a) Hornhaut (Cornea)
b) Regenbogenhaut (Iris)
c) Netzhaut (Retina)
d) Lederhaut (Sklera)
e) Linse
f) Aderhaut (Chorioidea)
g) Glaskörper
h) Sehnervenpapille (blinder Fleck)
i) Bindehaut (Conjunctiva)

Sehfehler

Aufgabe 7
MKK 12.6.7
BAP 12.6.4

Welche der folgenden Aussagen sind falsch?

a) Durch die im Alter zunehmende Eigenelastizität der Linse vergrößert sich ihre Brechkraft.
b) Bei Kurzsichtigkeit ist der Augapfel meist zu lang.
c) Bei Weitsichtigkeit ist der Augapfel meist zu kurz.
d) Sehfehler sind prinzipiell durch eine gestörte Linsenfunktion bedingt.

Aufbau der Netzhaut

Bitte ergänzen Sie den Text:

Es gibt zwei Typen von Ph...........rezeptoren: die Z................. für das Farbsehen und die St................ für das Dämmerungssehen. Am Ort des schärfsten Sehens, der F........... c..............., befinden sich besonders viele Za..........n. Im Austrittsbereich der Sehnerven, auch P...........le oder bl........... Fl.......... genannt, findet man keine Photorezeptoren.

Aufgabe 8
MKK 12.6.3

Der Geruchssinn

Welche Strukturen sind unmittelbar am „Riechen" beteiligt (mehrere Antworten sind richtig)?

a) N. vagus
b) N. olfactorius
c) Riechhärchen
d) Riechkolben
e) Riechknospe

Aufgabe 9
MKK/BAP 12.5

Geschmackssinn

Für welche 4 Geschmacksqualitäten besitzt die Zunge Rezeptoren?

a) salzig
b) süß
c) scharf
d) bitter
e) sauer
f) fruchtig

Aufgabe 10
MKK 12.5.7
BAP 12.5.2

Ohrstrukturen und ihre Funktionen

Bitte ordnen Sie zu:

Aufgabe 11
MKK/BAP 12.7

1) Bogengänge
2) Schnecke
3) Ohrtrompete

a) Übertragung der Schallwellen zum Hörnerven
b) Verbindung des Ohres zum Rachenraum
c) Gleichgewichtsorgan

Ohr und Gleichgewichtsorgan

Folgende Begriffe sollen an die richtige Stelle gesetzt werden:

a) Äußerer Gehörgang
b) Trommelfell
c) Hammer
d) Ohrtrompete
e) Bogengänge
f) Amboß
g) Schnecke
h) Steigbügel

13 Das Hormonsystem

Funktion und Arbeitsweise der Hormone

Welche Aussagen über die Hormone treffen zu?

Hormone

a) steuern die Reproduktionsvorgänge.
b) helfen dem Körper, mit Belastungssituationen fertig zu werden.
c) steuern direkt das soziale Verhalten eines Menschen.
d) regulieren den Organstoffwechsel.

Aufgabe 1
MKK/BAP 13.1

Die Hormondrüsen des menschlichen Körpers

Bitte beschriften Sie die Abbildung:

Aufgabe 2
MKK/BAP Abb. 13.1

Aufgabe 3
MKK/BAP
13.2-13.7

Hormondrüsen

Bitte ordnen Sie die Hormone den sie sezernierenden Drüsen zu:

Aufgabe 4
MKK/BAP
13.2-13.7

Hormonfunktionen

Welche Funktionen haben die genannten Hormone? Bitte ordnen Sie zu:

13

Hypothalamus, Hypophyse und glandotrope Hormone

Bitte setzen Sie die folgenden Hormone an die richtigen Stellen in dem abgebildeten Schema:

a) T_3/T_4 (Thyroxin, Trijodthyronin)

b) ACTH (Adrenocorticotropes Hormon)

c) FSH (Follikelstimulierendes Hormon)

d) Testosteron

e) Wachstumshormon

Aufgabe 5
MKK/BAP
Abb. 13.7

Schilddrüsenerkrankungen

Welche Symptome kennzeichnen die Schilddrüsenüberfunktion (Hyperthyreose)?

a) Gewichtsabnahme

b) teigige Schwellung der Haut (Myxödem)

c) warme, feuchte Haut

d) schneller Puls

e) Müdigkeit, Antriebsarmut

f) Schlaflosigkeit und innere Unruhe

g) Händezittern, Durchfall

Aufgabe 6
MKK 13.4 ?
BAP 13.4.1

Aufgabe 7
MKK/BAP 13.5

Rachitis

Um die Jahrhundertwende war Rachitis vor allem bei Kindern armer Familien verbreitet. Die Krankheit äußert sich in Erweichung und Verbiegung des Skeletts, vor allem Brustkorb und Beine. Welcher Substanzmangel ist für das Auftreten von Rachitis verantwortlich?

a) Kalzium   b) Kalzitonin
c) Vitamin D   d) Parathormon
e) Kortisol

Aufgabe 8
MKK 13.7.3
BAP 13.8

Regulation des Blutzuckerspiegels

Welche Hormone erhöhen den Blutzuckerspiegel?

a) Adrenalin   b) Glukagon
c) Kortison   d) Insulin
e) Wachstumshormon

Aufgabe 9
MKK/BAP 13.6.6

Streßreaktion

Welche Wirkungen hat Dauerstreß langfristig auf den Körper?

a) Infektanfälligkeit   b) Schlafstörungen
c) erhöhte Leistungsfähigkeit d) Konzentrationsstörungen
e) Spannungskopfschmerz

Aufgabe 10
MKK 13.7.1
BAP 13.7

Niere als endokrines Organ

Welche der folgenden Aussagen sind richtig?

a) Die Niere hat neben ihrer Funktion als Ausscheidungsorgan auch Eigenschaften einer Hormondrüse.
b) Ein wichtiges von der Niere gebildetes Hormon ist das Sekretin.
c) Erythropoetin bewirkt eine gesteigerte Neubildung von roten Blutkörperchen im Knochenmark.
d) Renin wird in den Zellen des Harnleiters gebildet.
e) Renin reguliert als Teil des Renin-Angiotensin-Aldosteron-Mechanismus Blutdruck, Natriumhaushalt und Nierendurchblutung.

14 Blut und Lymphe

Blutbestandteile

Bitte ordnen Sie zu:

Aufgabe 1
MKK/BAP
14.1-14.3

1) Blutplasma
2) Blutserum
3) Erythrozyten
4) Leukozyten
5) Thrombozyten

a) rote Blutkörperchen, transportieren Sauerstoff
b) flüssige Blutfraktion, die die Gerinnungsfaktoren beinhaltet
c) weiße Blutkörperchen, dienen der Abwehr von Krankheiten
d) Blutplättchen
e) flüssiger Überstand, der übrigbleibt, wenn man Blut in einem Röhrchen gerinnen läßt; enthält keine Gerinnungsfaktoren

Aufgaben des Blutes

Bitte kreuzen Sie die richtigen Angaben an:

Aufgabe 2
MKK/BAP 14.1.1

a) Transportfunktion
b) Wärmeregulationsfunktion
c) Abwehrfunktion
d) Übertragung neuromuskulärer Impulse

Hämatopoese

Welche Aussagen treffen nicht zu?

Aufgabe 3
MKK/BAP 14.1.3

a) Aus dem Megakaryozyten entstehen Thrombozyten.

b) Der Myelozyt ist ein Vorläufer der Monozyten.

c) Der Promonozyt ist eine Vorstufe eosinophiler, neutrophiler und basophiler Granulozyten.

d) Der Retikulozyt ist ein Vorläufer der Erythrozyten.

Elektrophorese

Aufgabe 4
MKK/BAP
Abb. 14.4

Welcher der dargestellten Elektrophorese-Befunde ist ...

a) normal

b) Anzeichen für eine chronische Entzündung?

Antikoagulation und Thrombolyse

Aufgabe 5
MKK 14.5.5
BAP 14.5.4

Welche der folgenden Aussagen ist falsch?

a) Beim akuten Gefäßverschluß kann innerhalb der ersten Stunden versucht werden, das Gerinnsel mit fibrinolytischen Substanzen wie Streptokinase, Urokinase oder r-tPA wieder aufzulösen.

b) Wenn keine Lysebehandlung möglich ist (z.B. weil der Gefäßverschluß schon Tage zurückliegt oder Blutungsgefahr aufgrund von Zweiterkrankungen besteht), wird der Patient vollheparinisiert, z.B. 30000 IE Heparin/24 h i.v.

c) Zum Schutz vor Thrombosen soll der Patient frühzeitig mobilisiert werden (mindestens 6 h am Tag aus dem Bett!). Gelingt dies nicht, sollte eine low-dose-Heparinisierung mit 2 x 7500 IE oder 3 x 5000 IE Heparin s.c./Tag erfolgen.

d) Soll die Gerinnung langfristig herabgesetzt werden (z.B. zur Rückfallprophylaxe einer Lungenembolie), erhält der Patient Tabletten, die die Bildung von Gerinnungsfaktoren in der Leber hemmen, z.B. Marcumar®.

e) Die regelmäßige Kontrolle des Quick-Wertes unter Marcumar-Therapie bzw. PTT und TZ unter Heparintherapie ist nicht erforderlich.

14

Das rote Blutbild

Bitte ordnen Sie die folgenden Parameter den zugehörigen Normwerten zu:

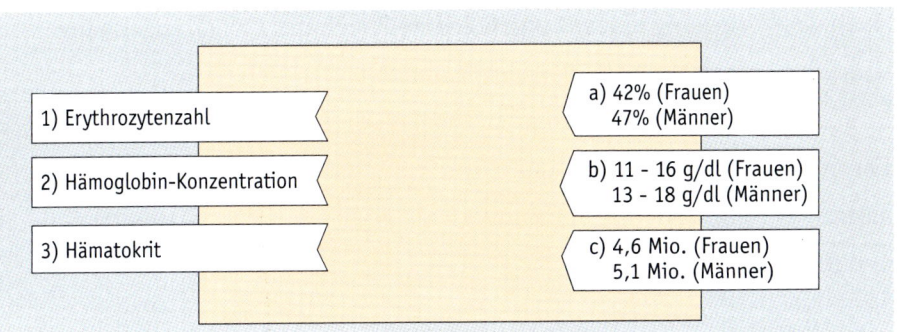

1) Erythrozytenzahl
2) Hämoglobin-Konzentration
3) Hämatokrit

a) 42% (Frauen) / 47% (Männer)
b) 11 - 16 g/dl (Frauen) / 13 - 18 g/dl (Männer)
c) 4,6 Mio. (Frauen) / 5,1 Mio. (Männer)

Aufgabe 6
MKK 14.2.7
BAP 14.2.6

Lymphatische Organe

Bitte benennen Sie die auf der Abbildung gezeigten lymphatischen Organe:

Aufgabe 7
MKK Abb. 14.17
BAP Abb. 14.15

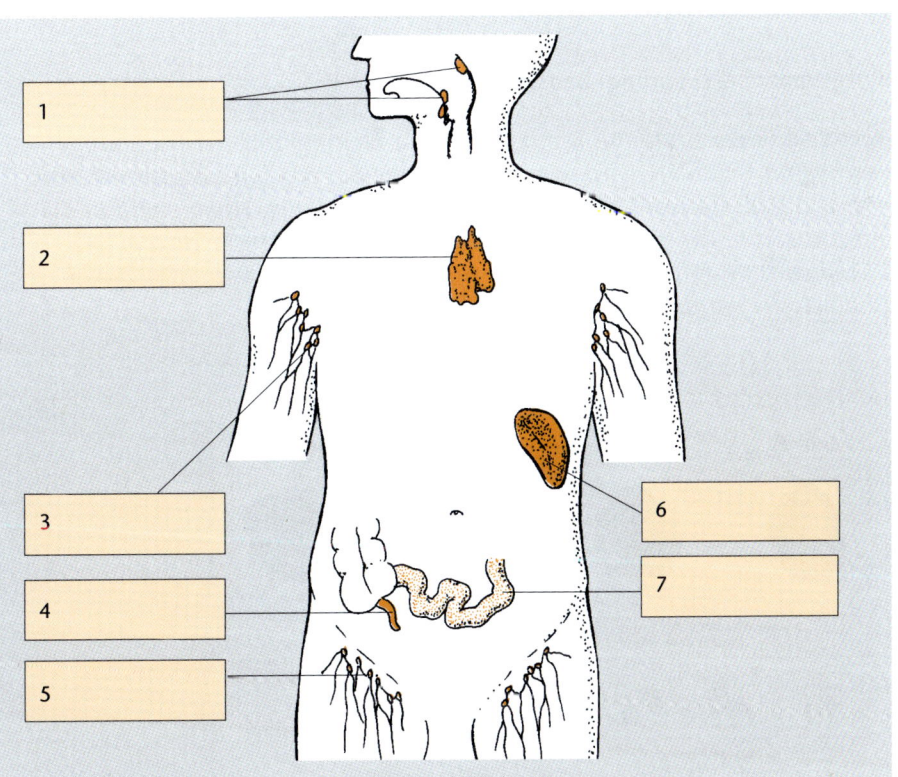

Blutstillung und -gerinnung

Bitte ergänzen Sie den folgenden Text:

Nach der Verletzung eines Blutgefäßes stellt sich das Gefäß enger, eine V.........k...................tion findet statt. Danach lagern sich die T.............zyten an und bilden an der verletzten Stelle einen Pfropf. Der Thrombozytenpfropf wird sodann durch F................ vernetzt. In den vernetzten Thrombozytenpfropf wandern alsbald B.........g............zellen ein und festigen den Thrombus.

Bitte benennen Sie nun die 3 beschriebenen Phasen:

1) Ge.........re......tion
2) Bl......st.....ung
3) Ge.............ung

Blutgruppenbestimmung: Bedside-Test

Nachdem in der Blutbank Kreuzproben zur Bestimmung der Blutgruppe durchgeführt wurden, wird vom Arzt unmittelbar vor einer Bluttransfusion noch ein Bedside-Test („am Patientenbett") angefertigt. Hierzu wird in die mit Antiserum (Anti-A, Anti-B, Anti-D) vorbehandelten Prüffelder jeweils 1 Tropfen Blut aufgetragen. Welche Blutgruppe hat die Patientin, deren Blut getestet wurde?

15 Das Herz

Topographie des Herzens

Bitte setzen Sie die folgenden Bezeichnungen an die richtigen Stellen in der Abbildung:

Aufgabe 1
MKK Abb. 15.4
BAP Abb. 15.3

a) Linke Herzkammer
b) Rechte Herzkammer
c) Linker Vorhof
d) Rechter Vorhof
e) Aortenbogen
f) Untere Hohlvene
g) Obere Hohlvene
h) Herzscheidewand
i) Lungenschlagader
k) Mitralklappe
l) Trikuspidalklappe
m) Pulmonalklappe

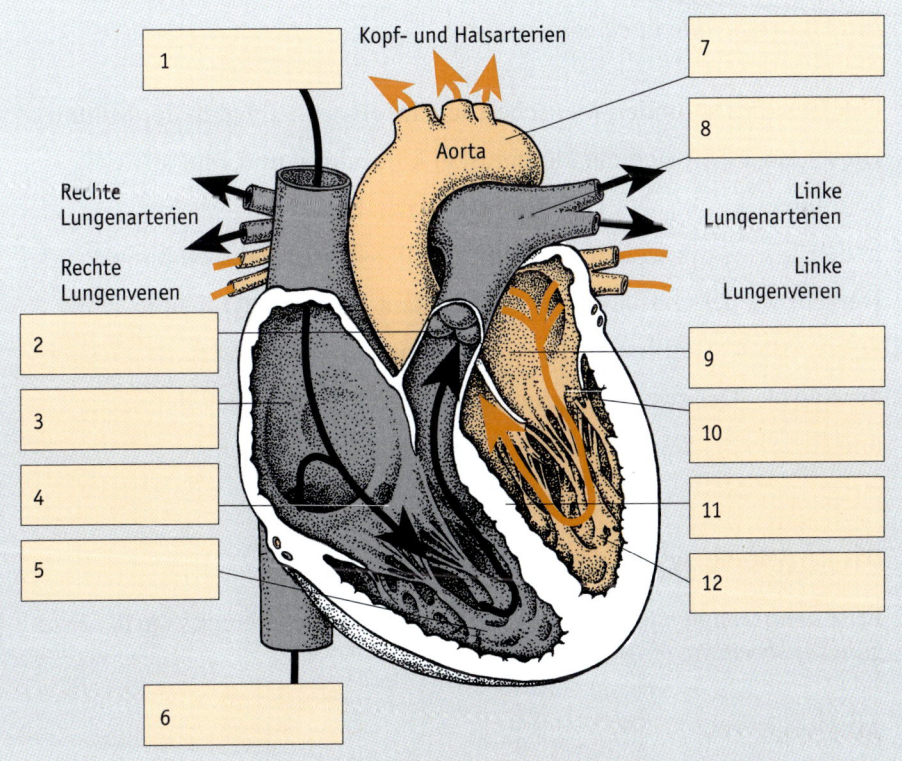

Aufbau der Herzwand

Aufgabe 2
MKK/BAP 15.3

Bitte ordnen Sie zu:

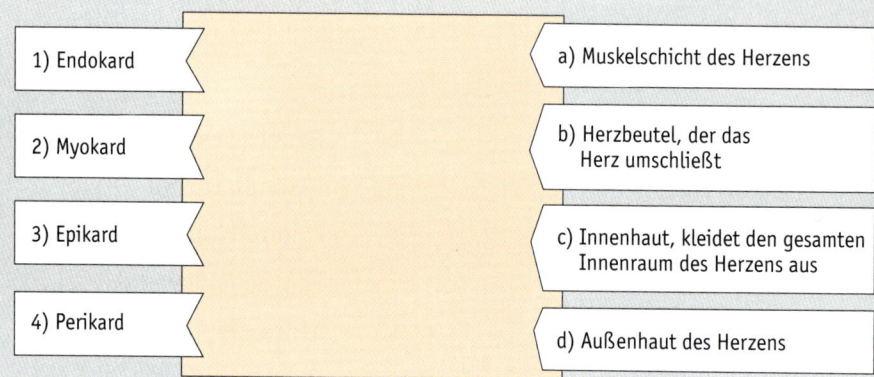

1) Endokard
2) Myokard
3) Epikard
4) Perikard

a) Muskelschicht des Herzens
b) Herzbeutel, der das Herz umschließt
c) Innenhaut, kleidet den gesamten Innenraum des Herzens aus
d) Außenhaut des Herzens

Herzzyklus und Herztöne

Aufgabe 3
MKK/BAP 15.4

Bitte füllen Sie die Lücken aus:

Das Herz des gesunden Menschen schlägt etwa ....mal in der Minute. Die Phase, in der sich der Herzmuskel kontrahiert und Blut auswirft, nennt man S............. . Das Blut wird dabei in den L............kreislauf oder in den K............kreislauf gepumpt. Die Phase, in der der Hohlmuskel des Herzens wieder erschlafft und dabei erneut Blut ansaugt, heißt D................. . Den ersten Herzton hört man in der A........................sphase der Systole. Der zweite Herzton entsteht beim Zuschlagen der A.............- und P................klappen am Ende der Austreibungsphase.

Das Reizleitungssystem des Herzens

Aufgabe 4
MKK/BAP 15.5

Bitte kennzeichnen Sie durch Ziffern (1, 2, 3, ...) die Reihenfolge der Erregungsausbreitung im Herzen:

AV-Knoten ....
Purkinje-Faser ....
Sinusknoten ....
Kammerschenkel ....
His-Bündel ....

15

Elektrokardiogramm (EKG)

Im folgenden sehen Sie ein normales EKG. Bitte ordnen Sie die einzelnen Elemente den Erregungsphasen des Herzens zu:

Aufgabe 5
MKK/BAP 15.5.4

1) P-Welle
2) T-Welle
3) QRS-Komplex

a) Kammererregung
b) Vorhoferregung
c) Erregungsrückbildung in der Kammer

Dauer des Herzzyklus

Können Sie sich erinnern, wie lange ein Herzzyklus dauert?

Aufgabe 6
MKK Abb. 15.22
BAP Abb. 15.15

a) ca. 1 - 3 Minuten   b) ca. 0,8 - 1 Sekunden
c) ca. 4,5 - 6 Sekunden   d) ca. 2,0 - 3,6 Sekunden

Herzklappen

Welche Aussagen sind richtig?

Aufgabe 7
MKK/BAP 15.2.2

a) Jede Herzklappe läßt sich vom Blutstrom nur in eine Richtung aufdrücken.

b) Aortenklappe und Pulmonalklappe werden auch AV-Klappen (Atrio-Ventrikular-Klappen) genannt.

c) Die rechte Segelklappe heißt Trikuspidalklappe, weil sie drei Segel (tri cuspis) besitzt.

d) Die Sehnenfäden, die an den Papillarmuskeln der Kammer ansetzen, verhindern ein Zurückschlagen der Taschenklappen.

e) Öffnet sich die Klappe nicht weit genug, spricht man von einer Klappenstenose; schließt die Klappe nicht mehr dicht, so bezeichnet man dies als Klappeninsuffizienz.

Herzleistung und ihre Regulation

Aufgabe 8
MKK/BAP 15.7

Bitte ordnen Sie folgende Begriffe einander zu:

1) Schlagfrequenz
2) Schlagkraft
3) Erregungsleitungsgeschwindigkeit

a) Inotropie
b) Chronotropie
c) Dromotropie

Die Herzkranzgefäße

Aufgabe 9
MKK/BAP 15.6

Prüfen Sie folgende Aussagen über die Herzkranzgefäße auf ihre Richtigkeit. Zwei Aussagen sind falsch. Welche?

a) Die Herzkranzgefäße haben die vorrangige Aufgabe, Blut in den Aortenbogen zu transportieren.

b) Die Herzkranzgefäße versorgen den Herzmuskel mit Blut. Sie sind die herzeigenen Gefäße.

c) Es gibt die linke Kranzarterie, die sich in einen seitlichen Ast und einen vorderen Ast aufteilt, sowie eine rechte Kranzarterie.

d) Bei Verschluß einer Herzkranzarterie stirbt das versorgte Gewebe ab. Ein Herzinfarkt entsteht.

e) Der Verschluß einer Herzkranzarterie ist nicht tragisch, da sich sofort neue Äste bilden und die Blutversorgung gewährleisten.

Kammerflimmern

Aufgabe 10
MKK Abb. 15.24

Ein Patient hat Kammerflimmern. Die Situation ist lebensbedrohlich für ihn. Sie nehmen den Defibrillator. Zeichnen Sie ein, wohin Sie die Minus- und wohin die Plus-Elektrode setzen.

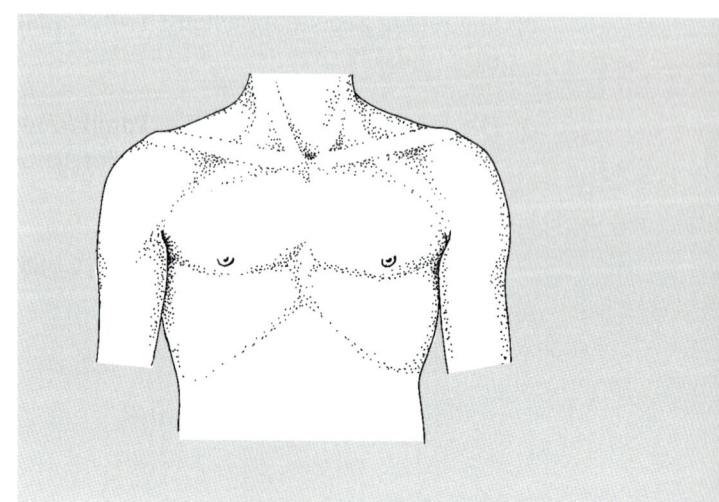

16 Kreislauf und Gefäßsystem

Lungen- und Körperkreislauf

Bitte benennen Sie die großen Gefäße auf der Abbildung:

a) Untere Hohlvene
   (V. cava inferior)
b) Obere Hohlvene
   (V. cava superior)
c) Aorta
d) Pfortader
e) Bauchaorta
f) A. iliaca communis
g) A. femoralis
h) A. carotis communis
i) Truncus pulmonalis

Aufgabe 1
MKK/BAP
Abb. 15.1

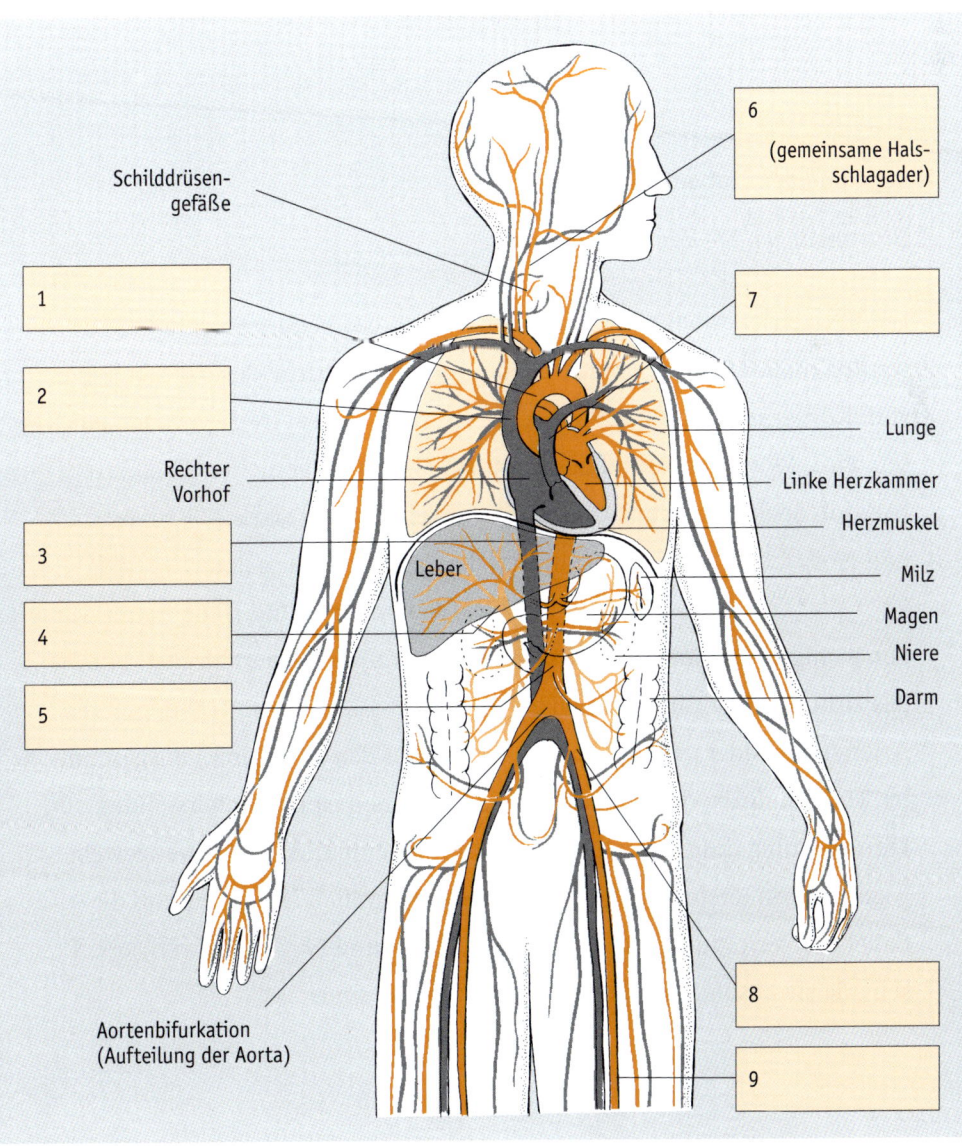

Aufgabe 2
MKK/BAP 16.1

Gefäßtypen: Arterien und Venen

Bitte ordnen Sie den beiden Gefäßtypen die richtigen Eigenschaften zu:

1) Arterien
2) Venen

a) leiten das Blut zum Herzen
b) leiten das Blut vom Herzen weg
c) besitzen teilweise Klappen
d) ermöglichen eine Pulspalpation
e) geringe Muskulatur in der Wandung
f) starke Muskelschicht in der Wandung

Aufgabe 3
MKK/BAP 16.3.5

Regelung der Blutverteilung

Bitte ergänzen Sie den folgenden Satz:

Ein Erwachsener hat nur etwa .... Liter Blut, das bedarfsgerecht verteilt werden muß. Dazu ist ein ausreichend hoher Blutdruck erforderlich, der vom Körper mit Hilfe der Pr.........r.........toren in der Arterienwand gemessen wird. Plötzliche Aktivität der Muskulatur wird von einer G...........-reaktion begleitet. Dabei wird aus dem Nebennierenmark A................. und Nor.................... ausgeschüttet, die das Herz sch.................. und kr................. schlagen lassen. Die Gefäße von Haut und Bauchraum werden weniger, die Gefäße der Skelettmuskulatur mehr durchblutet. Nimmt das zirkulierende Blutvolumen ab, so wird A.................sin II (verengt die Arterien) gebildet und Al...............on (erhöht den Blutdruck) ausgeschüttet. Hauptaufgabe der Regulationsmechanismen ist die Sicherstellung der Durchblutung des G................ und des Rückenmarks, da Nervengewebe gegenüber Sauerstoffmangel besonders empfindlich ist. Auch muß die Sauerstoffversorgung von H.........., L............. und N.......... gewährleistet sein, da sie absolut lebensnotwendige Organe sind.

16

Arterienpuls-Tastpunkte

Bitte zeichnen Sie ein, wo die zur Pulsmessung geeigneten Tastpunkte zu finden sind. Schreiben Sie, wenn möglich, die Bezeichnung der jeweiligen Arterie dazu.

Aufgabe 4
MKK Abb. 16.8
BAP Abb. 16.7

Der Blutdruck

Bitte ordnen Sie zu:

Aufgabe 5
MKK 16.3.4

1) Systolischer Wert

2) Diastolischer Wert

a) entsteht, wenn der Herzmuskel erschlafft und der Druck in der Aorta abfällt

b) entsteht, wenn das Herz sich kontrahiert und Blut auswirft

c) beträgt bei gesunden jungen Erwachsenen in Ruhe etwa 120 mmHg

d) beträgt bei gesunden jungen Erwachsenen in Ruhe etwa 80 mmHg

Die Blutdruckmessung

Aufgabe 6
MKK 16.3.4
BAP 16.3.3

Die falsche Technik beim Blutdruckmessen führt zu falschen Ergebnissen. Prüfen Sie die folgenden Aussagen dazu. Welche ist richtig?

a) Eine zu breite Blutdruckmanschette bei schlanken Armen bewirkt, daß der Blutdruck zu hoch gemessen wird.

b) Eine zu schmale Blutdruckmanschette bei kräftigen oder dicken Armen bewirkt, daß der Blutdruck zu niedrig gemessen wird.

c Hebt der Patient bei der Messung den Arm nur bis unter die Herzebene, so wird ein zu hoher Blutdruck gemessen.

d) Keine der Aussagen ist richtig.

Aufbau des Gefäßsystems

Aufgabe 7
MKK/BAP 16.1

Bitte lösen Sie zu diesem Thema das folgende Kreuzworträtsel:

17 Das Atmungssystem

Strukturen des Atmungssystems

Bitte beschriften Sie die Abbildung mit folgenden Begriffen:

a) Luftröhre (Trachea)
b) rechter Hauptbronchus
c) Kehldeckel
d) linker Oberlappen
e) Nasenhöhle
f) rechter Mittellappen
g) Kehlkopf (Larynx)
h) linker Hauptbronchus
i) rechter Oberlappen
k) rechter Unterlappen
l) linker Unterlappen

Aufgabe 1
MKK/BAP
Abb. 17.1

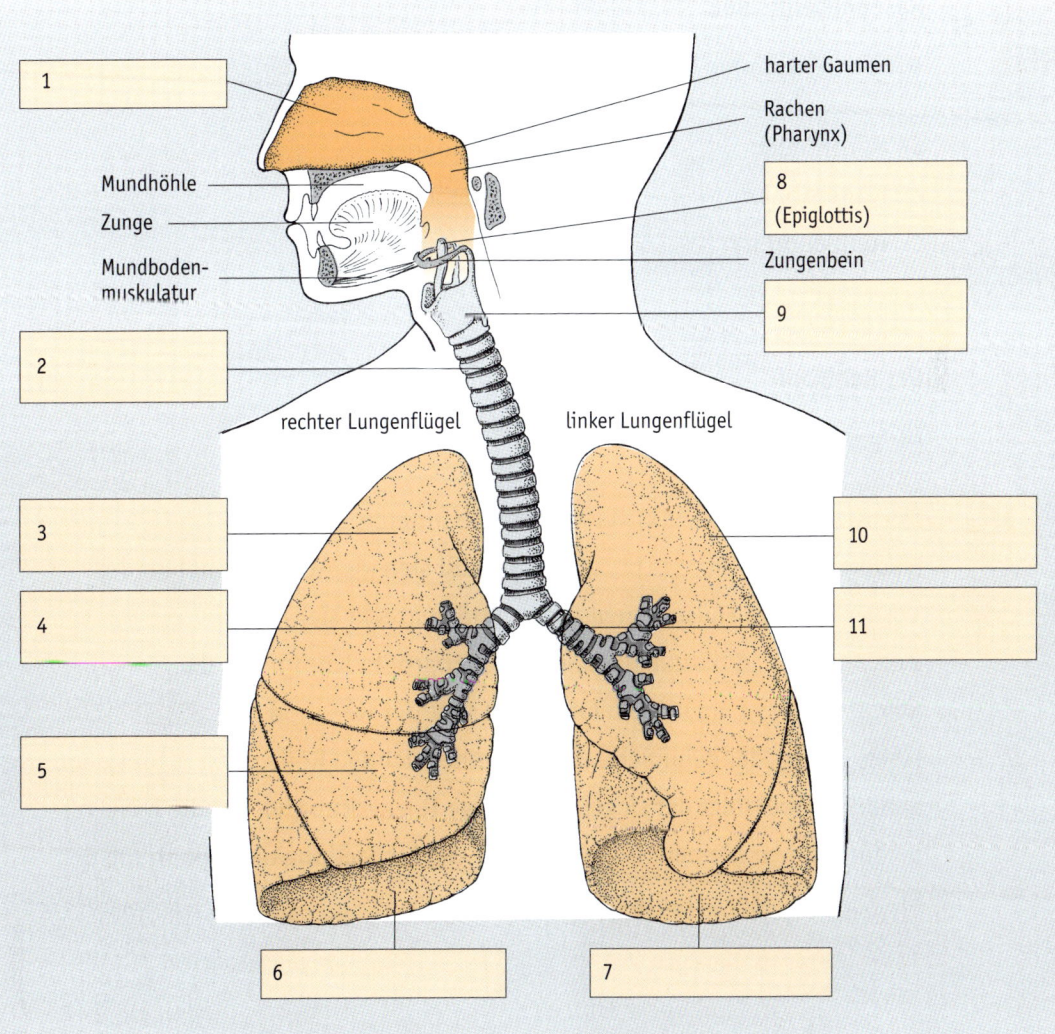

Die Funktionen der Nasenhöhle

Aufgabe 2
MKK/BAP 17.1.2

Welche Aussage trifft nicht zu?

Die Nasenhöhle dient ...

a) der Erwärmung der Atemluft.

b) der Vorreinigung der Atemluft.

c) der Trocknung der Atemluft.

d) der Anfeuchtung der Atemluft.

e) der Beherbergung des Riechorgans.

f) als Resonanzraum für die Stimme.

Nasennebenhöhlen

Aufgabe 3
MKK/BAP 17.1.3

Welche Hohlräume gehören nicht zu den Nasennebenhöhlen?

a) Stirnhöhlen   b) Choanen

c) Kieferhöhlen   d) Siebbeinzellen

e) Keilbeinhöhle

Der Kehlkopf

Aufgabe 4
MKK/BAP 17.3

Bitte ergänzen Sie den Text:

Der Kehlkopf (L..........x) verschließt die unteren L........wege und ist Hauptorgan der St........b.....dung. Er läßt sich als Ad.............fel an der Vorderseite des Halses leicht tasten und erstreckt sich vom Zu..........g........d bis zur L........röhre. Der größte Knorpel ist der Sch.......knorpel; an seinem Oberrand sitzt der K..........d........el (Epig........is), der beim Sch...........akt eine wichtige Rolle spielt. Unter dem Schildknorpel folgt der siegelringförmige R.........knorpel, der die Basis bildet für die sehr kleinen St........knorpel, die für Stellung und Spannung der St..........b.......der verantwortlich sind.

17

Die Stimme

Die Stimme ist ein für jeden Menschen charakteristisches Kennzeichen, da sie von vielen Faktoren beeinflußt wird.
Bitte ordnen Sie zu, wie wir auf die Stimmqualität Einfluß nehmen:

Aufgabe 5
MKK/BAP 17.3.2

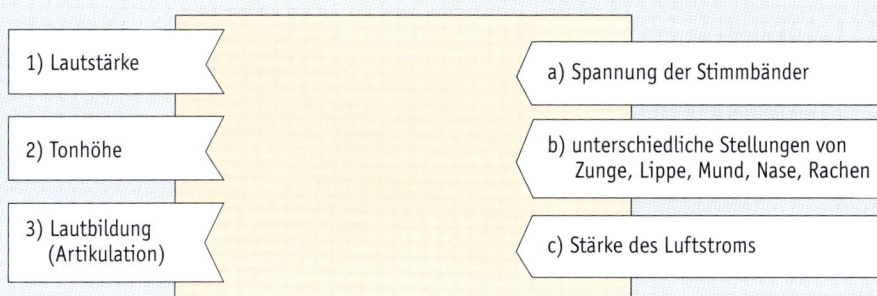

1) Lautstärke
2) Tonhöhe
3) Lautbildung (Artikulation)

a) Spannung der Stimmbänder
b) unterschiedliche Stellungen von Zunge, Lippe, Mund, Nase, Rachen
c) Stärke des Luftstroms

Silbenrätsel zum Atmungssystem

Aufgabe 6
MKK 17.1-17.13
BAP 17.1-17.11

a - ba - bän - der - fac - in - ka - la - me - pa - pleu - ra - ro - rynx - spi - stimm - sur - tal - tant - tät - tem - ter - tion - trum - tu - vi - zen - zi

a) Gerät zum Prüfen der Lungenfunktion ....

b) Soll sie gemessen werden, muß der Patient nach maximaler Einatmung möglichst viel Luft wieder ausatmen ....

c) Oberflächenfaktor, der verhindern soll, daß die Lungenbläschen wie Seifenblasen platzen ....

d) Von hier aus wird die Atmung gesteuert (liegt in der Medulla oblongata) ....

e) Sie beeinflussen die Tonhöhe der Stimme. ....

f) Kehlkopf in der medizinischen Sprache ....

g) Muß künstlich beatmet werden, so wird ein Rohr durch den Mund in die Atemwege eingeführt. Wie heißt dieser Vorgang? ....

h) Gemeinsamer Begriff für Brustfell und Rippenfell ....

Aufgabe 7 — MKK/BAP 17.2

Der Rachenraum

Bitte prüfen Sie folgenden Aussagen und kreuzen Sie die richtigen an:

a) Der Rachen ist ein schlauchförmiges Gebilde, das sich von der Schädelbasis bis zur Speiseröhre erstreckt.

b) Im Rachen kreuzen sich die Speise- und Luftwege.

c) Im Mundrachen liegen die Rachenmandeln.

d) Im Nasenrachen liegen die Gaumenmandeln.

Aufgabe 8 — MKK Abb. 17.26 / BAP Abb. 17.13

Atemvolumina

Bitte beschriften Sie die Abbildung mit den Lösungsbuchstaben folgender Begriffe:

a) Residualvolumen
b) Atemzugvolumen
c) Totalkapazität
d) inspiratorisches Reservevolumen
e) Vitalkapazität
f) exspiratorisches Reservevolumen

17

Atemmechanik

Betrachten Sie die Abbildung und teilen Sie die folgenden Aussagen und Begriffe richtig zu:

a) Exspiration

b) Die äußeren Zwischenrippenmuskeln kontrahieren sich und heben den Brustkorb an. Das Thoraxvolumen nimmt zu.

c) Das Zwerchfell entspannt sich, die Zwerchfellkuppel wird angehoben.

d) Das Zwerchfell kontrahiert sich, die Zwerchfellkuppel wird abgesenkt.

e) Inspiration

f) Die inneren Zwischenrippenmuskeln kontrahieren sich und senken den Brustkorb. Das Thoraxvolumen nimmt ab.

Aufgabe 9
MKK Abb. 17.20
BAP Abb. 17.10

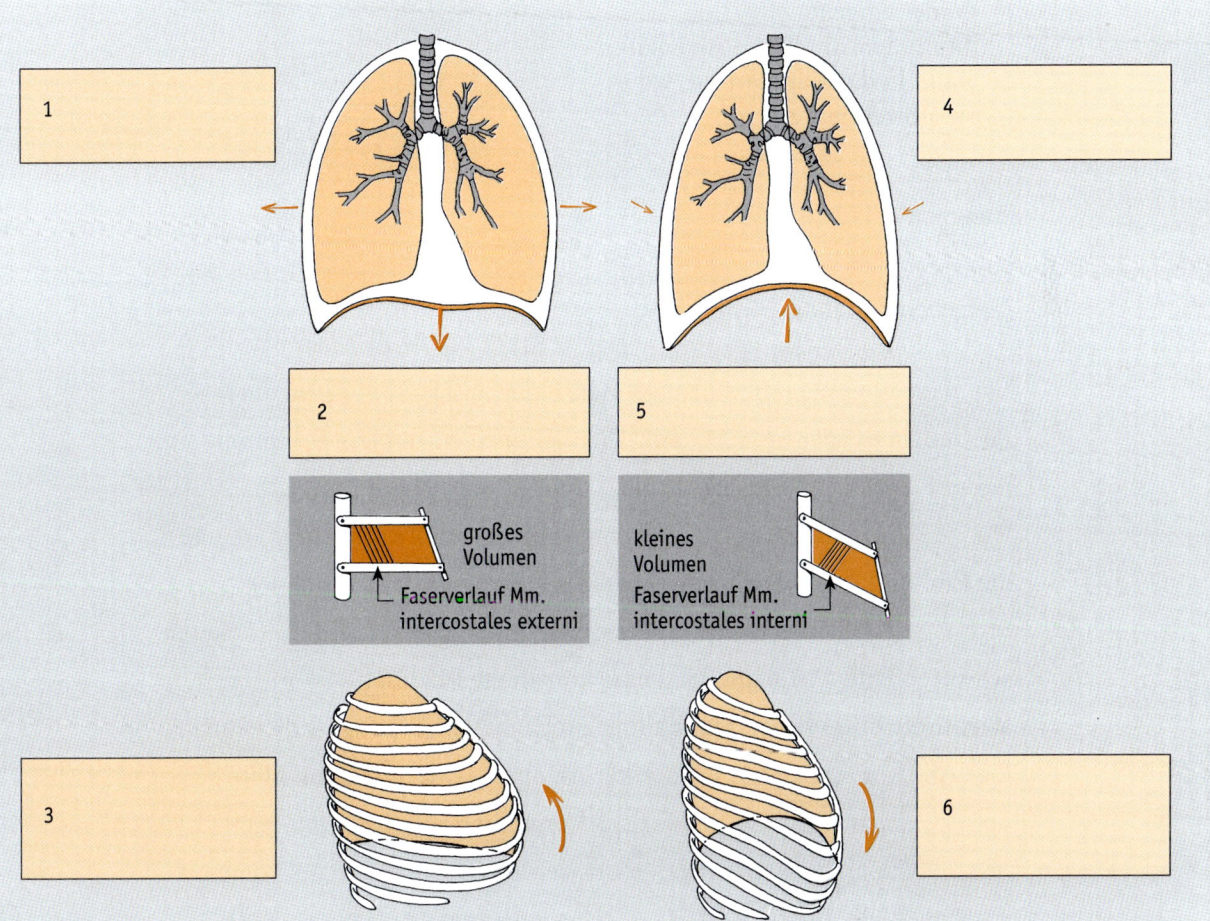

Gasaustausch in den Alveolen

Was geschieht in den Alveolen?
Bitte tragen Sie auf der Abbildung die richtigen Lösungsbuchstaben ein:

a) Ein- und Ausatmung (Mund-Trachea-Lunge-Trachea-Mund)

b) CO_2-reiches, O_2-armes Blut wird in die Lunge transportiert.

c) O_2-reiches Blut wird wieder dem Körperkreislauf zugeführt.

d) CO_2 diffundiert aus der Kapillare durch die Alveolarwand in die Luft, die später ausgeatmet wird.

e) O_2 der eingeatmeten Luft diffundiert durch die Alveolarwand in das Kapillarblut, wo es an Hb gebunden wird.

Pneumonie und Prophylaxe

Bitte ergänzen Sie den folgenden Text zur Vorbeugung und Therapie der Lungenentzündung:

Vor allem ältere und bettlägerige Menschen sind gefährdet, an einer Pn..........nie (oder Lu..........ent..........ung) zu erkranken. Symptome sind hohes F............., Ta.........k......die, schnelle, oberflächliche At............g, Hu..........r.....z und Aus.........f. Wenn das Rippenfell mitbeteiligt ist, kann die Ein- und Ausatmung schmerzhaft sein; man spricht von einer Pl..........itis. Therapeutisch gibt man S.............stoff und A.............ka; in schweren Fällen ist manchmal eine künstliche Beatmung erforderlich. Wichtigste pflegerische Maßnahme auch zur Vorbeugung ist die regelmäßige At........g............tik. Ein starker Atemreiz wird durch das Abkl........en mit Fr..........br.............w........ erzeugt; zusätzlich soll die Atmung mit At..........tr........ingsgeräten gefördert werden. Darüber hinaus kommen gegebenenfalls Vib...............kl..........massage und en......tr............ale Absaugung zum Einsatz.

18 Das Verdauungssystem

Der Verdauungstrakt

Benennen Sie bitte die Organe auf der Abbildung:

Aufgabe 1
MKK/BAP Abb. 18.1

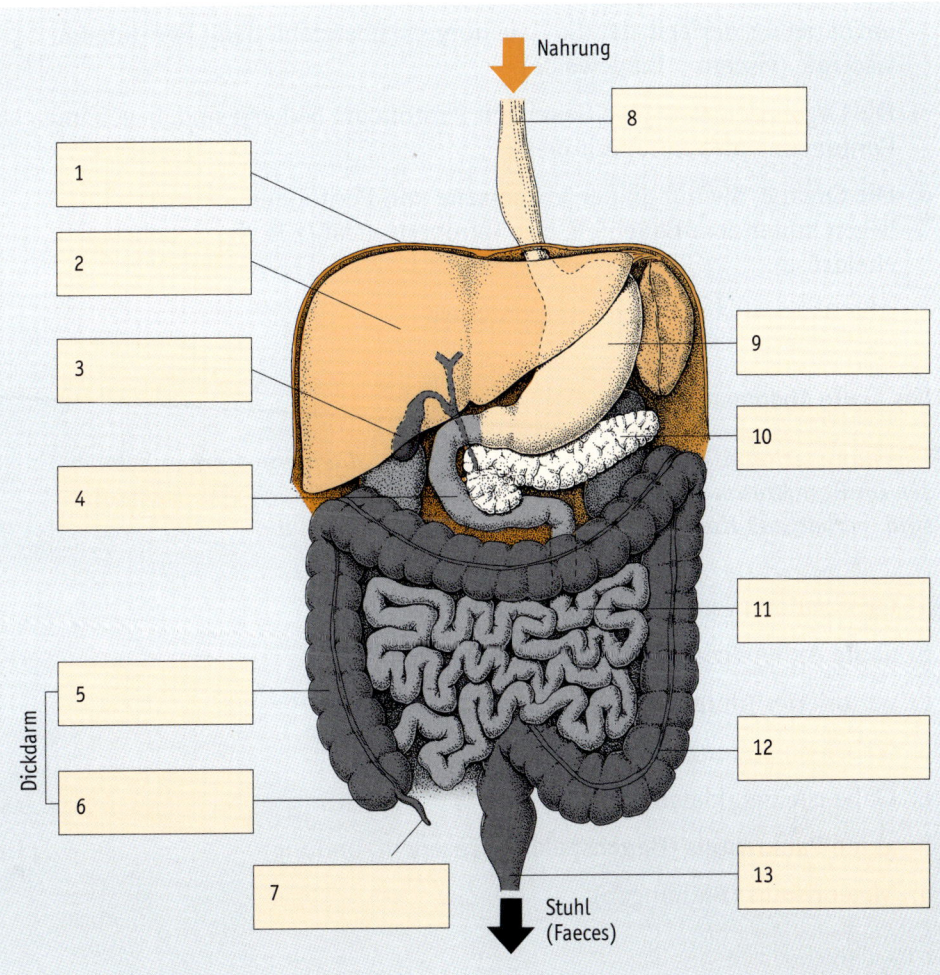

Soor der Mundschleimhaut

Bitte ergänzen Sie den folgenden Text zum Thema Soor:

Aufgabe 2
MKK 18.2.1

Der Soor der Mundschleimhaut ist eine P........infektion. Der Erreger heißt C........ alb........ . Die Infektion äußert sich durch w............ Beläge im Mund, vor allem auf der Z.......... . Diese Infektion muß mit lokaler A............m................therapie behandelt werden.

Aufgabe 3
MKK/BAP 18.1.5

Das Peritoneum

Welche Aussage ist falsch?

a) Der Bauchraum ist von einer spiegelglatten Haut, dem Bauchfell oder Peritoneum, ausgekleidet.

b) Das die Wände der Bauchhöhle auskleidende Bauchfell heißt Peritoneum parietale; der Teil, der die Bauchorgane überzieht, heißt Peritoneum viscerale (viscera = Eingeweide).

c) Die Organe, die von allen Seiten mit Peritoneum bedeckt sind, liegen im Peritoneum, also intraperitoneal.

d) Die Organe, die nur an der Vorderseite von Peritoneum bedeckt sind, liegen hinter dem Bauchfell, also retroperitoneal (z.B. die Bauchspeicheldrüse).

e) Alle Bauchorgane liegen intraperitoneal.

Aufgabe 4
MKK 18.1.5

Das akute Abdomen

Was kann sich hinter einem „akuten Abdomen", einem mit starken Schmerzen im Bauchraum verknüpften Notfall, an dem die Bauchorgane beteiligt sind, verbergen? Kreuzen Sie die 4 richtigen Antworten an:

a) Obstipation (Verstopfung)

b) akute Appendizitis (Blinddarmentzündung)

c) perforiertes (durchgebrochenes) Magengeschwür

d) Nabelentzündung

e) Gallensteineinklemmung

f) akute Pankreatitis (Bauchspeicheldrüsenentzündung)

g) Meteorismus (Blähungen)

Aufgabe 5
MKK/BAP 18.2.2

Das Erwachsenengebiß

Welche Aussagen treffen zu?

a) Das Erwachsenengebiß hat insgesamt 36 Zähne.

b) Das Erwachsenengebiß hat insgesamt 32 Zähne.

c) Pro Kiefer hat das Gebiß des Erwachsenen 2 Schneidezähne und 4 Backenzähne.

d) Pro Kiefer hat das Gebiß des Erwachsenen 4 Schneidezähne und 4 Backenzähne.

e) Jeder gesunde Erwachsene hat oben und unten jeweils 3 Mahlzähne.

18

Ösophagus-Erkrankungen

Bitte ordnen Sie zu:

Aufgabe 6
MKK 18.3.3

1) Refluxösophagitis
2) Ösophagusvarizen
3) Ösophaguskarzinom
4) Ösophagusatresie

a) Krampfadern in der Speiseröhre
b) Entzündung der Speiseröhre durch Rückfluß von Magensaft in die Speiseröhre bei unzureichendem Schluß des Magenmundes
c) angeborener Verschluß der Speiseröhre
d) bösartige Entartung des Plattenepithels in der Speiseröhre, u.a. begünstigt durch Alkohol

Der Magen

Silbenrätsel

Aufgabe 7
MKK 18.4

a - ant - be - da - dia - ga - kar - kor - kus - leg - len - lo - pus - py - rus - schmerz - spät - sti - tis - ul - zel - zi

a) Magenmund

b) Magenkörper

c) Magenpförtner

d) Bildungsort der Salzsäure

e) Entzündung der Magenschleimhaut

f) Umschriebener Gewebsdefekt, der die Schleimhaut in ganzer Tiefe erfaßt

g) Säurebindende Pharmaka

h) Typische Beschwerden beim Ulkus des Duodenums (Zwölffingerdarm)

Der Magenpförtner (Pylorus)

Aufgabe 8
MKK 18.4.6
BAP 18.4.5

Die Geschwindigkeit der Magenentleerung hängt von der Zusammensetzung der Nahrung ab. Bitte ordnen Sie zu, wie lange die verschiedenen Nahrungsmittel im Magen verweilen:

1) 1-2 Stunden — a) Eier, Braten, Gemüse
2) 3-4 Stunden — b) Getränke, Brot
3) 6-7 Stunden — c) Milchflaschen
4) ewig — d) Weihnachtsgans, fette Wurst

Das Magenkarzinom

Welche Aussagen treffen nicht zu?

a) Das Magenkarzinom kommt relativ selten vor.

b) Ein Fünftel aller bösartigen Tumoren betreffen den Magen.

c) Die Prognose ist schlecht, da der Tumor sehr früh metastasiert.

d) Als Therapie kommt nur die operative Entfernung des Magens in Frage, da Strahlen- und Chemotherapie erfolglos sind.

e) Die Diagnose wird durch Endoskopie plus histologischer Untersuchung von Magengewebe gestellt werden.

f) Die Diagnose läßt sich allein durch die Schilderung der Beschwerden (Appetitlosigkeit und häufige Magenbeschwerden) ermitteln.

Gallenwege und Pankreasgang

Bitte beschriften Sie die Abbildung mit Hilfe folgender Begriffe:

a) Papille (Papilla duodeni maior)
b) Duodenum
c) Ductus hepaticus communis
d) Gallenblasengang (Ductus cysticus)
e) Pankreasgang (Ductus pancreaticus)
f) Gallenblase
g) Ductus choledochus

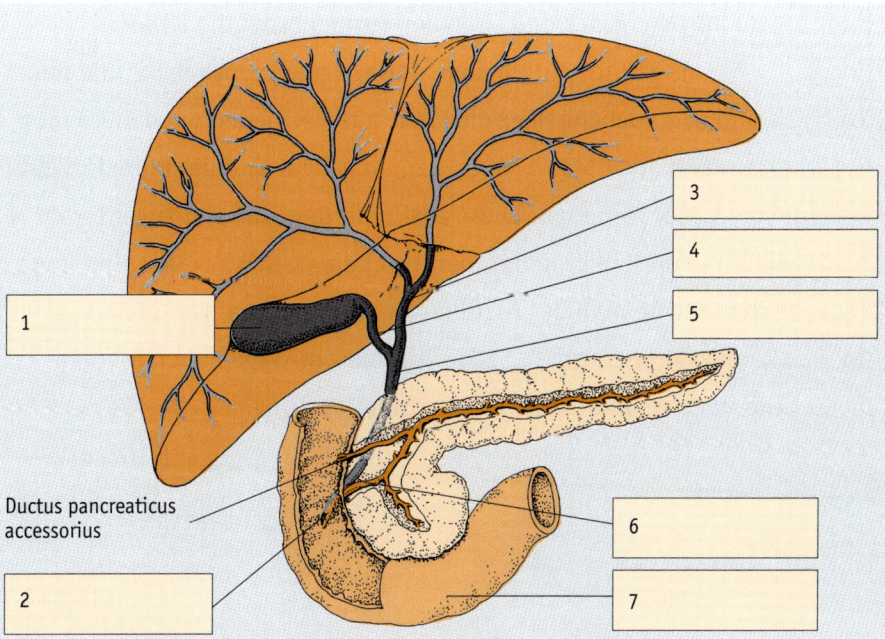

Aufgabe 11
MKK 18.6.6

Die Gallenblase

Bitte ergänzen Sie den folgenden Satz zum Thema Gallenblase:

Das Gallensteinleiden (Ch..........................) ist die bei weitem häufigste Erkrankung im re.......... Oberbauch. Wird ein Stein eingeklemmt, dann kommt es meist zur G.......k............ . Zu ihrer Therapie gehören eine N......diät, k............lösende Medikamente und eventuell auch Sch..........mittel.

Aufgabe 12
MKK 18.6.1
BAP 18.6.2

Der Pankreassaft

Welche Substanz gehört nicht zu den Verdauungsenzymen des Pankreas?

a) Trypsin
b) Amylase
c) Bilirubin
d) Lipase
e) Chymotrypsin

Aufgabe 13
MKK 18.10
BAP 18.9.3

Die Leber

Bitte ergänzen Sie den folgenden Text zu den Stoffwechselfunktionen der Leber:

Zum Abbau körpereigener und -fremder Stoffe besitzt die Leber En...y......., die die Stoffe so umbauen, daß w..............lösliche Stoffe über die Niere und f......lösliche über die Galle ausgeschieden werden können. Natürlich werden auch Me......ka............ umgebaut und damit inaktiviert, wenn sie die Leber passieren. Diese Inaktivierung von oral zugeführten Arzneistoffen in der Leber nennt man F........t p......s E.........kt. Man kann ihn umgehen, indem man das Medikament par............al verabreicht, z.B. int............nös oder int......m..........lär. Auf diesem Wege haben Medikamente eine stärkere und länger andauernde Wirkung.

Die Leber und ihre Erkrankungen

Bitte lösen Sie das folgende Kreuzworträtsel:

Aufgabe 14
MKK 18.10

1) Die Leber spielt eine zentrale Rolle im .... des Organismus
2) Eine der Hauptaufgaben der Leber
3) Beispiel für einen wichtigen Eiweißkörper, der von der Leber hergestellt wird
4) Wichtiger Bestandteil der Galle
5) Folge einer zu hohen Bilirubinkonzentration im Blut (über 2 mg/dl)
6) Virusbedingte Entzündung der Leberzellen
7) Alkohol und andere Stoffe wirken in hohen Konzentrationen .... auf die Leber
8) Wenn Giftstoffe aufgrund einer gestörten Leberfunktion in hoher Konzentration zum Gehirn gelangen, gerät der Patient in ein ....

Dünndarm und Dickdarm

Welche der genannten Darmabschnitte gehören zum Dünn-, welche zum Dickdarm? Bitte ordnen Sie zu:

Aufgabe 15
MKK/BAP
18.5.1 + 18.8

1) Dünndarm
2) Dickdarm

a) Sigma
b) Ileum
c) Caecum
d) Colon transversum
e) Jejunum

Aufgabe 16
MKK/BAP 18.5.3

Der Dünndarm

Welche für den Dünndarm typischen Strukturen dienen zur Vergrößerung der Resorptionsfläche?

a) Kerckringsche Falten
b) Krypten
c) Becherzellen
d) Zotten
e) Mikrovilli
f) Brunner-Drüsen

Aufgabe 17
MKK 18.8

Dickdarm

Kreuzworträtsel zum Dickdarm, zur Verdauung und zu Erkrankungen des Darmes:

1) Sind sie in der Nahrung, so beugt dies der Entwicklung eines Darmkrebses vor
2) Mittel, die bei Verstopfung das Gegenteil bewirken können
3) Der Darm bewegt sich nicht mehr. Dieser Zustand kann durch Lähmung oder Verlegung bedingt sein
4) Umschriebene Ausstülpung der Darmwand, meist im Sigma vorkommend
5) Auf diese Weise bewegt sich der Darm
6) Eine chronische Entzündung des Darmes trägt den Namen Morbus ......
7) Wucherungen der Dickdarmschleimhaut, von denen manche einen Stiel haben

19 Stoffwechsel und Ernährung

Täglicher Kalorienbedarf

Welche Energiemenge benötigt ein körperlich nicht schwer arbeitender Mensch (Bürotätigkeit) durchschnittlich pro Tag?

a) 1500 kcal   b) 2000 kcal   c) 3500 kcal   d) 2500 kcal

Aufgabe 1
MKK 19.1
BAP 18.10.1

Zusammensetzung der Nahrung

Der Anteil von Fett an der Nahrung sollte nur etwa $1/6$ betragen. Welchen Anteil sollten Eiweiß und Kohlenhydrate idealerweise haben?

a) mehr Eiweiß als Kohlenhydrate

b) gleiche Menge Kohlenhydrate wie Eiweiß

c) mehr Kohlenhydrate als Eiweiß

Aufgabe 2
MKK 19.1
BAP 18.10.1

Stoffwechselleiden mit dem häufigsten Vorkommen

Welches der nachfolgenden Stoffwechselleiden kommt am häufigsten vor?

a) Hypercholesterinämie

b) Diabetes mellitus

c) Phenylketonurie

Aufgabe 3
MKK 19.2.2

Behandlung des Diabetikers

Bitte füllen Sie die Lücken aus:

Der Diabetiker berechnet seine täglich erlaubte Nahrungsmenge in Broteinheiten (BE). Eine Broteinheit entspricht ...... g Kohlehydrate oder etwa .... Scheibe(n) Brot. Der Diabetes mellitus verlangt vom Patienten einen r..........m............. Lebensstil, eine konsequente D........ und regelmäßige B......z.........k............... . Zudem müssen orale A........d...........ika eingenommen oder eine oder mehrere Injektionen von I................ gesetzt werden.

Aufgabe 4
MKK 19.2.4
BAP 18.10.2

Aufgabe 5
MKK Abb. 19.12

Insulininjektion

Bitte zeichnen Sie auf der Darstellung die bevorzugten(a) und alternativen (b) Injektionsstellen zur Insulininjektion bei Diabetikern ein:

Aufgabe 6
MKK 19.2.2 +
19.2.5

Akute diabetische Notfälle

Kreuzen Sie bitte die akut lebensbedrohlichen Entwicklungen eines Diabetes mellitus an:

a) Polyneuropathie

b) Coma diabeticum

c) Hypoglykämischer Schock

Aufgabe 7
MKK 19.2.2 +
19.2.5

Mögliche Folgen eines Diabetes mellitus

Bitte ordnen Sie die Begriffe in Aufgabe 6 den Definitionen zu:

1) durch zu wenig Zucker im Blut ausgelöster Zustand ....

2) durch zu viel Zucker im Blut ausgelöster Zustand ....

3) Störung der Sensibilität, Schmerzen; Erkrankung der peripheren Nerven. ....

Diabetische Spätschäden

Benennen Sie die auf der Abbildung angedeuteten diabetischen Spätschäden:

Aufgabe 8
MKK Abb. 19.6

Normal- und Idealgewicht

Bitte berechnen Sie nach der Formel von Broca das Normal und Idealgewicht einer Patientin, die 165 cm groß ist.
Wählen Sie zunächst die richtige Formel aus und rechnen Sie dann:

Aufgabe 9
MKK 19.3.3
BAP 18.10.3

a) Körperlänge in cm - 50 = Normalgewicht in Pfund
   Idealgewicht = Normalgewicht + 10%

b) Körperlänge in cm minus 100 = Normalgewicht in kg
   Idealgewicht = Normalgewicht - 15%

c) Körperlänge in cm - 120 = Idealgewicht in kg
   Normalgewicht = Idealgewicht + 50%

Die Patientin hat ein Normalgewicht von ……. kg und ein Idealgewicht von ……… kg.

Vitamine

Wer benötigt am unwahrscheinlichsten eine zusätzliche Vitaminzufuhr?

a) Die schwangere Frau
b) Der gesunde Erwachsene, der sich ausgewogen ernährt
c) Personen mit einseitiger oder „junk food"-Ernährung
d) Personen mit Resorptionsstörungen
e) Säuglinge

Vitaminmangelerscheinungen

Bitte ordnen Sie zu:

1) Vitamin A   a) Dermatitis
2) Vitamin D   b) Nachtblindheit
3) Vitamin B_2 c) Knochenstoffwechselstörung
4) Vitamin C   d) Infektanfälligkeit

Ballaststoffe

Bitte ergänzen Sie den Text:

Den .... (Schlacken) kommt für die normale Magen-Darm-Passage eine erhebliche Bedeutung zu. Durch ihr Volumen regen sie die Darmp.................. an und fördern den Tr................ des Nahrungsbreis. Werden sie nur in geringer Menge zugeführt, so neigen die meisten Menschen zu V....................... . Als Mindestmenge an Ballaststoffen werden ..... g täglich in Form von V..................produkten, K...............ln, G............... oder Obst empfohlen.

20 Niere, Harnwege, Wasser- und Elektrolythaushalt

Harntrakt

Was gehört nicht zum Harntrakt?

a) 2 Nieren (Ren)
b) 2 Harnleiter (Ureter)
c) die Harnblase (Vesica urinaria)
d) die Vorsteherdrüse (Prostata)
e) die Harnröhre (Urethra)

Aufgabe 1
MKK 20.5
BAP 19.4

Strukturen der Niere

Bitte beschriften Sie die Abbildung mit folgenden Begriffen:

a) Nierenbecken b) Nierenkelch c) Nierenarterie
d) Nierenvene e) Nierenmark f) Nierenrinde

Aufgabe 2
MKK Abb. 20.3
BAP Abb. 19.3

Niere allgemein

Aufgabe 3
MKK 20.1
BAP 19.1

Welche Aussagen über die Niere treffen zu?

a) Die Niere hat die Aufgabe, Stoffwechselendprodukte auszuscheiden.

b) Die Niere reguliert den Elektrolythaushalt und das Säure-Basen-Gleichgewicht.

c) Die Nieren sind jeweils von einer Nierenkapsel umgeben, die sie vor Stoßverletzungen schützt.

d) Im Inneren der Niere liegt das Nierenbecken, das nach außen hin von der Nierenrinde umgeben wird.

Nierenfunktion

Aufgabe 4
MKK 20.1.4-20.1.5
BAP 19.1.4-19.1.5

Bitte ordnen Sie zu:

1) Glomerulum (Nierenkörperchen)
2) juxtaglomerulärer Apparat
3) Tubulusapparat
4) distaler Tubulus

a) Sekundärharn
b) Wasserrückresorption
c) Primärharn
d) Reninproduktion

Nierendurchblutung

Aufgabe 5
MKK 20.2.2
BAP 19.2.2

Die Nierendurchblutung muß konstant gehalten werden. Wieviel Liter Blut fließen täglich durch die beiden Nieren?

a) 500 Liter

b) 800 Liter

c) 1500 Liter

Filtrationskapazität der Niere

Bitte ergänzen Sie folgenden Text:

Die Glomerulumfiltratmenge, die sämtliche Nierenkörperchen beider Nieren pro Zeiteinheit erzeugen, bezeichnet man als gl..............äre F..................r....... (GFR). Sie beträgt beim jungen Erwachsenen ca. ..... ml pro Minute. Dies entspricht einer Gesamtmenge von .... l Glomerulumfiltrat täglich. Das gesamte Blutplasmavolumen (3 l) wird also etwa 60mal täglich in den Nieren filtriert.

Aufgabe 6
MKK 20.2.1
BAP 19.2.1

Glomerulärer Blutdruck

Auf wieviel mmHg stellt sich der glomeruläre Blutdruck (Blutdruck im Nierenkörperchen) im Normalfall konstant ein?

a) 20 mmHg   b) 50 mmHg   c) 120 mmHg

Aufgabe 7
MKK 20.2.1
BAP 19.2.1

Urinsediment

Welche Bestandteile eines Urinsedimentes sind relativ sichere Hinweise auf Krankheiten? Und wo sind sie auf der Abbildung?

a) Hefen   b) Bakterien   c) Leukozytenzylinder
d) Erythrozyten   e) Erythrozytenzylinder   f) Leukozyten

Aufgabe 8
MKK Abb. 20.12
BAP Abb. 19.11

Bestandteile des „gesunden" Urins

Aufgabe 9

Was gehört nicht dazu?

a) Harnstoff   b) Glukose
c) Harnsäure   d) Kochsalz
e) Kreatinin   f) Phosphate

Die Harnblase der Frau

Aufgabe 10

Bitte beschriften Sie die Abbildung mit folgenden Begriffen:

a) rechter Harnleiter (Ureter)   b) linker Harnleiter (Ureter)
c) Mündung des linken Ureters   d) innerer Schließmuskel
e) äußerer Schließmuskel   f) Harnröhre (Urethra)

Die Harnblase

Welche Aussagen über die Harnblase treffen zu?

a) Die Harnblase ist ein Hohlorgan.

b) Die Harnblase besteht aus quergestreifter Muskulatur.

c) Von der rechten und linken Niere ausgehend münden die Harnleiter in die Harnblase.

d) Die Urethra leitet den Harn aus dem unteren Teil der Harnblase ab.

Aufgabe 11
MKK 20.5.3
BAP 19.4.3

Blasenkatheter

Bitte benennen sie die Katheter, die auf der Abbildung zu sehen sind.

a) Nelaton Dauerkatheter (Frauen)

b) Nelaton Einmalkatheter

c) Hämaturie-Spülkatheter

d) Tiemann Dauerkatheter

Aufgabe 12
MKK Abb. 20.16

Niereninsuffizienz

Welche beiden harnpflichtigen Substanzen werden im Rahmen einer Blutuntersuchung als Suchtest für eine beginnende Nierenfunktionsstörung herangezogen?

a) Glukose   b) Harnstoff
c) Harnsäure   d) Kreatinin

Aufgabe 13
MKK 20.16
BAP 19.5

Geschlechtsorgane, Sexualität

Aufgabe 1
MKK Abb. 21.1
BAP Abb. 20.1

Männliche Unterleibsorgane

Bitte vervollständigen Sie die Beschriftung der Abbildung:

a) Symphyse
b) Prostata
c) Hoden
d) Hodensack
e) Corpus cavernosum
f) Samenbläschen
g) Nebenhoden
h) Corpus spongiosum

Männliche Sexualhormone

Welche Wirkung besitzt das Sexualhormon Testosteron?

a) Anregung von Hoden- und Peniswachstum
b) Ausbildung der sekundären männlichen Geschlechtsmerkmale
c) Stimulation des Geschlechtstriebs
d) Förderung des Haarwuchses im Alter
e) Stimulation der Spermienreifung

Aufgabe 2
MKK 21.1.3
BAP 20.1.3

Weibliche Unterleibsorgane

Bitte beschriften Sie die Abbildung mit folgenden Begriffen:

a) Gebärmutter
b) Scheide (Vagina)
c) Eierstock
d) Eileiter
e) Symphyse
f) Harnröhre

Aufgabe 3
MKK Abb. 21.10
BAP Abb. 20.7

Primäre und sekundäre Geschlechtsmerkmale bei Frau und Mann

Aufgabe 4
MKK 21.1 + 21.2
BAP 20.1 + 20.2

Bitte ordnen Sie zu:

Eisprung und Ovulation

Aufgabe 5
MKK Abb. 21.12
BAP Abb. 20.9

Bitte beschriften Sie die Abbildung:

a) Eierstock (Ovar)
b) Eileiter
c) Tertiärfollikel
d) Sekundärfollikel
e) Graafscher Follikel
f) Primärfollikel
g) Gelbkörper

Weibliche Sexualhormone

Bitte ordnen Sie zu:

1) Östrogen
2) Progesteron

a) wird hauptsächlich in der zweiten Zyklushäfte sezerniert
b) bereitet die Milchbildung (Laktation) vor
c) sorgt für den Wiederaufbau der Uterusschleimhaut nach der Menstruation
d) fördert den Knochenaufbau
e) wird vor allem in der ersten Zyklushälfte ausgeschüttet
f) bereitet die Uterusschleimhaut für die Einnistung der Frucht vor

Aufgabe 6
MKK 21.2.5
BAP 20.2.5

Weibliche Brust und Brustkrebs

Welche Anzeichen können auf einen bösartigen Tumor der weiblichen Brust hinweisen?

a) Verlust der Verschieblichkeit des Drüsengewebes auf dem Brustmuskel
b) Knoten
c) Sekrete, die die Brustwarze absondert
d) Hautveränderungen an der Brust („Orangenhaut", Hauteinziehungen)

Aufgabe 7
MKK 21.2.10
BAP 20.2.9

Der Menstruationszyklus

Bitte ordnen Sie Zyklusphasen und Zyklustage einander zu:

Aufgabe 8
MKK 21.2.6
BAP 20.2.6

1) Sekretionsphase
2) Proliferationsphase
3) Menstruation

a) 5. - 14. Tag
b) 1. - 4. Tag
c) 15. - 28. Tag

Vererbung und Entwicklung, Schwangerschaft und Geburt

22

Einnistung der Eizelle

Aufgabe 1
MKK 22.1
BAP 21.1

Etwa an welchen Tagen nach Befruchtung der Eizelle kommt es zur Einnistung der Frucht in die Uterusschleimhaut?

a) 1. – 2. Tag
b) 5. – 6. Tag
c) 10. – 20. Tag

Frühschwangerschaft

Aufgabe 2
MKK 22.2
BAP 21.2

Bitte ergänzen Sie den Text:

Ab der 2. Woche im Uterus wird die Ernährung des Embryos vom T............blast übernommen. Der kindliche Teil der Plazenta besteht aus der Ch............platte, der mütterliche Teil aus der D................ b.........lis. Zwischen dem mütterlichen und dem kindlichen Blut ist die Pl.............sch............. . Drei Höhlen umgeben den Embryo: der D........s......., die Am........h........ und die Ch.........h........ . Aus der Amnionhöhle wird die F...........bl........, die Amnionflüssigkeit wird zum Fr...........w............ .

Die drei Keimblätter des Embryos

Aufgabe 3
MKK 22.2.1
BAP 21.2.1

Bitte ordnen Sie die Keimblätter den Organanlagen zu, die sich aus ihnen entwickeln:

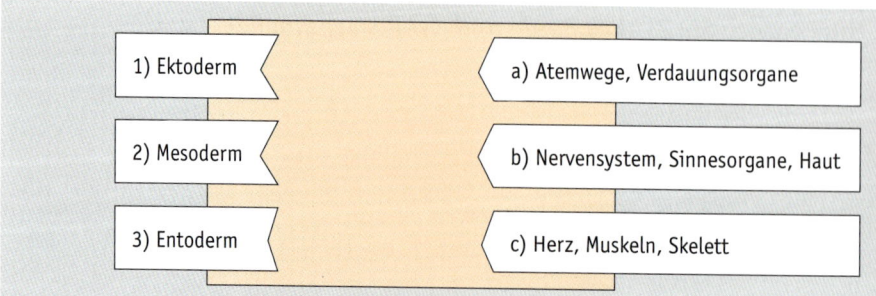

1) Ektoderm — a) Atemwege, Verdauungsorgane
2) Mesoderm — b) Nervensystem, Sinnesorgane, Haut
3) Entoderm — c) Herz, Muskeln, Skelett

Blutversorgung des Embryos und später des Feten

Bitte ordnen Sie zu:

Aufgabe 4
MKK 22.3
BAP 21.2.2

1) Nabelschnurvene
2) Nabelschnurarterie

a) führt sauerstoffreiches Blut von der Mutter zum Embryo
b) führt sauerstoffarmes Blut vom Embryo zurück in den Kreislauf der Mutter

Die drei Phasen der Geburt

Bitte prüfen Sie folgende Aussagen. Welche sind richtig?

Aufgabe 5
MKK 22.6
BAP 21.6

a) Die Eröffnungsphase beginnt mit dem Einsetzen der regelmäßigen Wehentätigkeit. Sie dauert 24 Stunden.

b) Die Austreibungsphase beginnt mit der vollständigen Öffnung des Muttermundes und ist mit der Geburt beendet.

c) Die Nachgeburtsphase setzt mit den Nachwehen wenige Minuten nach der Geburt ein.

d) Die Nachwehen unterstützen die Austreibung der Plazenta.

Vererbungslehre/Mendelsche Gesetze

Bitte ordnen Sie richtig zu:

Aufgabe 6
MKK 22.7
BAP 4.2

1) 1. Mendelsches Gesetz
2) 2. Mendelsches Gesetz
3) 3. Mendelsches Gesetz

a) Aufspaltungsregel (1:2:1)
b) Uniformitätsregel
c) Unabhängigkeitsregel (beliebig viele Merkmalskombinationen, da die Gene für die Ausprägung eines Merkmals auf unterschiedlichen Chromosomen liegen)

Erbgänge und Ausprägungstypen

Kreuzwörträtsel

Aufgabe 7
MKK 22.7
BAP 4.1 + 4.3

1) Gesamtheit aller genetischen Informationen eines Organismus

2) Unterscheiden sich die Allele der elterlichen Chromosomen (z.B. Haarfarbe „blond" und „schwarz"), dann ist der Genträger in Bezug auf die Haarfarbe ....

3) Wenn ein Allel bei heterozygoter Veranlagung das Übergewicht hat, dann ist es ......

4) Erblehre

5) Bei identischem Allelpaar (z.B. für die Haarfarbe zweimal Erbinformation „blond") ist der Genträger in Bezug auf die Haarfarbe ....

6) Wenn das Merkmal (z.B. Haarfarbe) als Mischung zur Ausprägung kommt (z.B. Haarfarbe „braun"), dann ist der Erbgang ....

7) Ausprägung eines Merkmals, das sich nicht durchsetzt

8) Äußeres Erscheinungsbild der Erbanlage eines Organismus

Anmerkung: Bitte beachten Sie folgende Schreibweise der Umlaute:
ä = ae, ö = oe, ü = ue

23 Kinder

Das Neugeborene

Wie lange dauert die Neugeborenenperiode?

a) 1 Tag
b) 3 Tage
c) 14 Tage
d) 28 Tage
e) 3 Monate

Aufgabe 1
MKK 23.2

APGAR-Untersuchung des Neugeborenen

Was wird innerhalb der ersten Lebensminuten des Kindes untersucht?

a) A....................
b) P....................
c) G....................
d) A....................
e) R....................

Aufgabe 2
MKK 23.2.2

Frühgeborene

Bitte ergänzen Sie den Text:

Kinder, die vor der vollendeten .... Schwagerschaftswoche zur Welt kommen, werden als F................orene bezeichnet. Diesen Kindern drohen Erkrankungen und spätere Behinderungen, da alle wichtigen Organe noch mehr oder weniger unreif sind, vor allem L..........e, Gef............stem und Z......... . Manche Kinder sind auch noch durch Inf.........ionen oder F..........b.....dungen belastet. Ganz entscheidend für das Ausmaß der Anp...............störungen ist die Tr............zeit des Frühgeborenen: je jünger, desto unr........er. Die häufigsten Komplikationen sind At.............rungen, mangelnde Umstellung des f.........alen Kr........l......fs mit Herzschwäche, Hirnblutungen oder S.............st.......mangel des Gehirns. Folgen können später z.B. Konz...............tions- und L...........störungen, Kra...............fälle, H.........- und S.........störungen sein. Positiv auf die weitere Entwicklung des Kindes wirken neben Brutkasten und Sauerstoff vor allem menschliche Wärme, Zuw...........ung und Kö..........k......takt.

Aufgabe 3
MKK 23.3.1

Äußere Reifezeichen des Neugeborenen

Aufgabe 4
MKK 23.2.2

Welche Zeichen zeigen eine abgeschlossene intrauterine Entwicklung des Kindes an (mehrere Antworten sind richtig)?

a) Lanugobehaarung am ganzen Körper

b) rosige bis krebsrote Haut

c) tastbare Ohr- und Nasenknorpel

d) Fußsohlenfalten verlaufen nur im Bereich der Zehen

e) Hoden sind im Hodensack bzw. große Schamlippen bedecken die kleinen Schamlippen

f) Käseschmiere

Anpassung an das nachgeburtliche Leben

Aufgabe 5
MKK 23.2.1

Damit die Umstellung zum „selbständigen Überleben" des Neugeborenen erfolgreich ist, sind komplexe Veränderungen nötig. Bitte lösen Sie zu diesem Thema das nachfolgende Silbenrätsel:

bo - duc - fac - fo - ik - ko - le - li - me - men - ni - o - pie - pho - ra - ra - rus - sur - tal - tant - te - the - to - tus - um - va

a) Mit dem ersten Atemzug füllt sich die Lunge mit Luft, die Lungenbläschen werden entfaltet. Der .... Faktor sorgt dafür, daß sie nicht gleich wieder zusammenfallen.

b) Die direkte Verbindung im foetalen Kreislauf zwischen rechtem und linkem Vorhof, das ...., wird durch den nun ansteigenden Druck im linken Vorhof zugepreßt.

c) Kurze Zeit später verschließt sich auch die Verbindung zwischen Truncus pulmonalis und Aorta, der .... arteriosus ....

d) Der erste Stuhlgang des Kindes wird als .... bezeichnet; er sollte spätestens 24 Stunden nach der Geburt erfolgen.

e) Da die Leberenzyme des Neugeborenen noch nicht voll ausgebildet sind, kann anfangs das Bilirubin häufig nicht ausreichend abgebaut werden. Es kommt zum Neugeborenen-........................ .

f) Eine mehrtägige .... unter UV-Lampen hilft, das angereicherte Bilirubin wieder abzubauen. Um Augenschäden vorzubeugen, werden die Augen des Neugeborenen dabei sorgfältig abgedeckt.

23

Säuglingsernährung

Welche Aussagen über die Vorteile des Stillens sind richtig?

a) Muttermilch enthält Abwehrstoffe (v.a. IgA-Antikörper), die den Säugling vor Infektionen schützen.

b) Stillen bietet intensivsten Kontakt zwischen Mutter und Kind.

c) Muttermilch ist nicht mit Schadstoffen belastet.

d) Frühzeitiger Kontakt mit Kuhmilchprodukten kann eine Milchallergie auslösen, aus diesem Grund sollten Säuglinge mit Allergieproblemen möglichst lange gestillt werden.

e) Stillen ist die hygienischste und preisgünstigste Art der Säuglingsernährung.

Aufgabe 6
MKK 23.4.1
BAP 21.6.4

Meilensteine der Entwicklung

Bitte ordnen Sie die charakteristischen Merkmale den jeweiligen Altersstufen zu:

Aufgabe 7
MKK 23.5.2

1) 2 Jahre
2) 3 Jahre
3) Schulkindalter
4) Pubertät

a) Wachstumsschub, Ausbildung der sekundären Geschlechtsmerkmale, Interesse am anderen Geschlecht

b) bevorzugt Gemeinschaft, klare Abgrenzung zum anderen Geschlecht, bastelt gern, Freude an Bewegung

c) ausgeprägtes Besitzdenken, teilt ungern; folgt einfachen Instruktionen, Trotzphase

d) Rechts- und Linkshändigkeit sind ausgebildet, zählt bis 10, kennt einige Kinderlieder, egozentrisch

Die motorische Entwicklung des Kleinkindes

In welchem Alter sollte das Kleinkind die folgenden Tätigkeiten im Rahmen einer „normalen" Entwicklung spätestens durchführen können?

Aufgabe 8
MKK Abb. 23.13
BAP Abb. 21.13

23

Kinderkrankheiten

Bitte lösen Sie das nachfolgende Rätsel:

Aufgabe 9
MKK 23.6

1) Infektion, die beim ersten Kontakt mit den Erregern zur Erkrankung führt, aber nach Überstehen meist eine langdauernde (evtl. lebenslange) Immunität hinterläßt.

2) Durch .... sind diese Krankheiten hier selten geworden.

3) Typische Kinderkrankheit mit juckenden Bläschen, Pöckchen und Pusteln; die Zweitinfektion im Alter kann als Gürtelrose auftreten.

4) Häufigste Todesursache im Säuglingsalter ist der plötzliche ...., der meist in der Schlafphase ohne jegliche Vorwarnung eintritt.

5) Schwere bakterielle Infektion mit stakkatoähnlichen Hustenanfällen; Säuglinge können aber auch mit Atempausen reagieren, die zum Tod führen können.

6) Heute leiden etwa 15% der Grundschulkinder an einer ...., die sich als Heuschnupfen, Asthma bronchiale oder Neurodermitis äußert.

7) Früher weit verbreitete Krankheit, die auf ein gestörtes Knochenwachstum aufgrund eines Vitaminmangels zurückzuführen ist.

8) Virale Infektionen mit rosaroten Flecken, Erkältungssymptomen, anfangs geschwollenen Lymphknoten im Nacken; im Kindesalter meist ungefährlich, jedoch fatale Folgen bei Erkrankung einer schwangeren Frau innerhalb der ersten 3 Monate der Schwangerschaft.

Der ältere Mensch

Alterungsvorgänge

Welche Aussage trifft nicht zu?

Alterungsvorgänge

a) sind für alle Lebewesen gültig.

b) lassen sich durch lebenslange Schonung hinauszögern.

c) sind nicht umkehrbar (irreversibel).

d) führen zu einer verminderten Anpassungsfähigkeit des Individuums.

e) sind für jede Art genetisch vorherbestimmt, d.h. für jede Art läßt sich eine maximale Lebenserwartung festlegen.

Veränderungen der Organsysteme im Alter

Zu den typischen Organveränderungen des alten Menschen lösen Sie bitte folgendes Silbenrätsel:

al - ar - ar - de - em - in - kon - nenz - ob - pa - phy - pres - rio - ro - se - se - sem - siv - skle - sti - te - ters - thro - ti - tion

a) Ursache der typischen Gefäßveränderungen im Alter ist die ....

b) Die Abnahme der Lungenelastizität führt zum ....; sie bwirkt eine Verschlechterung der Lungenfunktion.

c) Osteoporose, Bewegungsmangel und lebenslange unzureichende Kalziumzufuhr verstärken den Knochenabbau im Alter. Viele alte Menschen sind schmerzbedingt aufgrund von ...., d.h. Veränderungen der Gelenkflächen, erheblich in ihrer Mobilität eingeschränkt.

d) Jede längerdauernde Inmobilität beeinträchtigt auch das seelische Befinden. Häufig wird der Patient zunehmend passiv und .... verstimmt.

e) Veränderungen der Darmflora bedingen teilweise die im Alter typische Neigung zur ....

f) Ein häufiges Problem ist die abnehmende Blasenmuskelspannung, die zu .... führt. Diese Patienten sind sehr anfällig für Harnwegsinfekte, die sich durch Brennen beim Wasserlassen äußern.

Biographisches und biologisches Alter

Bitte ordnen Sie zu:

Aufgabe 3
MKK 24.1.5

1) Biographisches Alter
2) Biologisches Alter

a) Maß für die gegenwärtige gesundheitliche Situation
b) Am Kalender ablesbares Alter

Probleme im Alter

Bitte lösen Sie das folgende Rätsel:

Aufgabe 4
MKK 24.3.4 + 24.4

1) Viele alte Menschen klagen über einen gestörten .... -Wach-Rhythmus; sinnvoller als Tabletten ist eine Umstellung des Lebensrhythmus.

2) Symptome der Demenz sind zunächst Gedächtnisstörungen, später auch Veränderungen der ....

3) Zunächst bestehen oft erhebliche Störungen der .... zu Zeit, Ort und Person, da das Erinnerungsvermögen beeinträchtigt ist. Häufige Wiederholung dieser Angaben und Orientierungstafeln helfen dem Patienten, sich zurechtzufinden.

4) Häufigste Einzelursache von Pflegebedürftigkeit im Alter.

5) Bewußtseinsstörung mit Desorientiertheit, Denkstörungen und Gedächtnisstörungen.

Grundbegriffe der Psychologie, psychiatrische Leiterkrankungen

Gedächtnis

Aufgabe 1 — MKK 25.1.1

Bitte ordnen Sie zu:

1) sensorischer Speicher
2) Kurzzeitgedächtnis
3) Langzeitgedächtnis

a) Vergessen innerhalb von Sekunden
b) Vergessen innerhalb von Jahren
c) Vergessen innerhalb von Tagen
d) Kapazität > 10 Milliarden Bit
e) Kapazität 1000 - 10000 Bit
f) Kapazität 200 Bit

Angst und ihre Bewältigung

Aufgabe 2 — MKK 25.1.2

Welche Aussage ist falsch?

a) Angst bezeichnet den emotionalen Erregungszustand, der eintritt, wenn eine Situation als physisch oder psychisch bedrohlich erlebt wird.

b) Körperlich können sich Angstzustände u.a. in hoher Pulsfrequenz, Zittern, Übelkeit bis hin zum Verlust der Schließmuskelkontrolle äußern. Sie ist immer mit einer allgemeinen Anspannung gekoppelt.

c) Angstreaktionen werden ausgelöst, wenn der Betroffene nicht ausreichend über das erlebte oder zu erwartende Ereignis informiert ist.

d) Eine wesentliche Maßnahme der erfolgreichen Angstbewältigung ist die Unterdrückung und Verdrängung der Angst.

e) Angst kann reduziert werden, indem der Betroffene über Ereignis und Konsequenzen aufgeklärt wird. Die mit der Angst verbundenen Spannungszustände werden oft bereits mit persönlicher Zuwendung und beruhigendem Zureden gemildert.

Neurosen

Bitte ordnen Sie zu:

Aufgabe 3
MKK 25.2.2

Der psychische Befund

Bei plötzlich aufgetretenen Störungen welcher psychischen Funktionen sollte umgehend ein Arzt informiert werden?

Aufgabe 4
MKK 25.2.1

a) Bewußtseinslage
b) Denken
c) Orientierung
d) Affektivität (Stimmungslage)
e) Gedächtnisfunktion

Psychosen

Bitte ordnen Sie zu:

Aufgabe 5
MKK 25.2.6-
25.2.7

Kommunikation

Aufgabe 6
MKK 25.1.5

Bitte lösen Sie zu diesem Thema das folgende Silbenrätsel:

ak - ba - che - der - fall - in - kör - le - mi - mik - per - sen - spra - ter - tion - ton - ver

a) Zielgerichteter, wechselseitiger Austausch von Informationen zwischen Individuen: ....

b) Kommunikation setzt voraus, daß es einen .... gibt und einen Empfänger.

c) Zur menschlichen Kommunikation gehören .... und nonverbale Ebenen.

d) Die Signale der nonverbalen Kommunkation werden als .... zusammengefaßt.

e) Die Emotionen Freude, Überraschung, Furcht, Wut, Trauer und Ekel werden in allen menschlichen Kulturen auf gleiche Art über die .... ausgedrückt.

f) Das akustische Signal der Körpersprache, das uns Auskunft gibt über die Gemütslage des Senders, ist der ....

Kontakt und Bindung

Aufgabe 7
MKK 25.1.6

Bitte ergänzen Sie den Text:

Die ersten Bi..............gen (feste, intensive Beziehungen) erlebt das Kind innerhalb seiner Familie. Die In...............tät der Beziehung des Kindes zu den übrigen Familienmitgliedern spielt eine wichtige Rolle in der Pers........l...................entwicklung. Soziales Verhalten lernen Kinder vor allem im Umgang mit ihren Ge.................tern. Können in Kleinfamilien fehlende Kontakte nicht anderweitig kompensiert werden, kann es zu einer selbstbezogenen Haltung des Kindes mit mangelnder S.............b........tät für andere kommen – ein wichtiger Grund für die heutige An...............ität unserer Gesellschaft.

Psychopharmaka

Bitte ordnen Sie die nachfolgenden Medikamente ihrem Wirkspektrum zu:

a) Antidepressiva b) Neuroleptika
c) Stimulantien d) Tranquilizer

Aufgabe 8
MKK Abb. 25.10

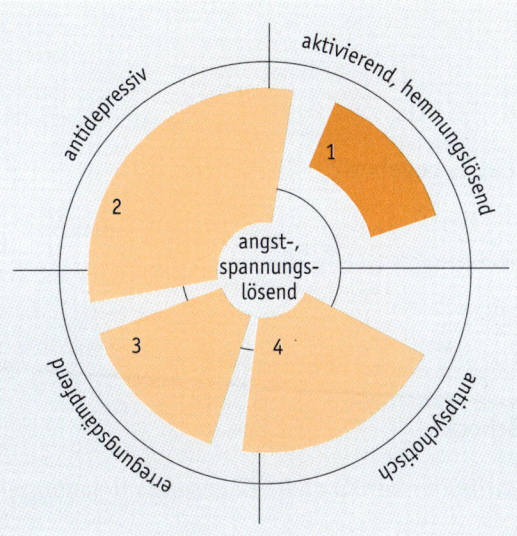

Temperament

Bitte beschriften Sie die Abbildung:

a) Sanguiniker b) Melancholiker
c) Phlegmatiker d) Choleriker

Aufgabe 9
MKK Abb. 25.6

leicht erregbar, reaktionsschnell, heiter oder gereizt

heftig, leicht aufbrausend, jähzornig

langsam, zäh

trübsinnig, grüblerisch, gehemmt

Notfälle

Aufgabe 1
MKK 26.1.2

Die 5 W des Notrufs

In der akuten Notfallsituation muß der Notruf 5 wichtige Informationen umfassen (5 mal W). Welche Punkte sind überflüssig?

a) Wo geschah es?
b) Was geschah?
c) Warum geschah es?
d) Wieviele Verletzte hat es gegeben?
e) Wie heißen die Verletzten?
f) Welche Art von Verletzungen haben die Verletzten?
g) Warten auf Rückfragen

Aufgabe 2
MKK 26.3.4

Lagerungsformen bei Schock

Bei welchen Notfallsituationen wird welche Lagerung vorgenommen? Bitte ordnen Sie zu:

a) Wirbelsäulenverletzung
b) Kreislaufschwäche (Blutvolumen-Mangel)
c) Atemnot
d) Blutvolumenmangel und Bewußtlosigkeit

1 stabile Seitenlage
2
3
4

26

Prüfung der Vitalfunktionen

Welche Punkte gehören in der akuten Notfallsituation nicht zur Prüfung der lebenswichtigen Funktionen des Körpers?

a) Prüfung des Bewußtseins
b) Frage nach Hunger bzw. letzter Nahrungsaufnahme
c) Prüfung der Atmung
d) Prüfung von Puls und Kreislaufsituation
e) Prüfung der Reflexe
f) Prüfung der Sensibilität

Aufgabe 3
MKK 26.2

Sofortmaßnahmen

Bitte setzen Sie die Begriffe an die richtigen Stellen im Diagramm:

a) stabile Seitenlage
b) 2 x Atemspende, dann Carotis-Pulskontrolle
c) Herz-Lungen-Wiederbelebung
d) Hilfeleistung nach Notwendigkeit (z.B. Verbände)
e) Atemkontrolle
f) Fortsetzung Atemspende

Aufgabe 4
MKK Abb. 26.2

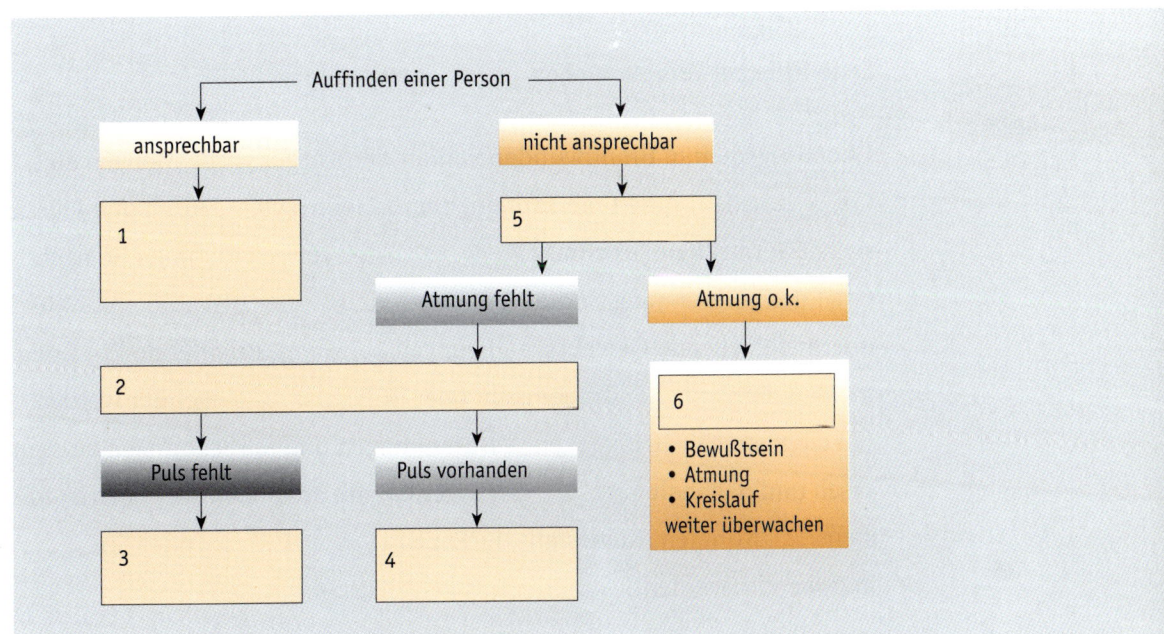

Aufgabe 5
MKK 26.3.7

Knochenbrüche

Bitte ordnen Sie zu:

Aufgabe 6
MKK 26.4

Wiederbelebung in der Klinik

Bei einer Reanimation wird in der Reihenfolge der ABCDE-Regel vorgegangen. Was verbirgt sich hinter diesen Buchstaben?

a) A: .... b) B: ....

c) C: .... d) D: ....

e) E: ....

Aufgabe 7
MKK 26.5.4

Erste Hilfe bei Verbrennungen

Über ausgedehnte Brandwunden verliert der Körper große Mengen an G..................keit mit Proteinen und Elektrolyten. Durch den Flüssigkeitsverlust kann es zum V........................schock kommen. Je nach Grad der Verbrennung ist die Haut durch R..............., Bl..............ung oder tiefergehende Gewebsschädigungen betroffen. Brennende Personen müssen mit .... übergossen oder in D.............. eingehüllt werden, um die Flammen zu ersticken. Verbrennungen und Verbrühungen müssen rasch und nachhaltig g................t werden mit kaltem Wasser über mindestens ...... Minuten. Keinesfalls dürfen S............., P.......... oder Sp.......... angewendet werden.

Lösungen

Kapitel 1

Aufgabe 1 a, b, c

Aufgabe 2
Stoffwechsel, Gewebe, Organ, Organsysteme

Aufgabe 3
Atmungssystem, Herz-/Kreislaufsystem, Harntrakt

Aufgabe 4 b, d, e

Aufgabe 5
1 c, 2 i, 3 h, 4 k, 5 a, 6 b, 7 g, 8 d, 9 f, 10 m, 11 e, 12 l

Kapitel 2

Aufgabe 1 1 c, 2 b, 3 a

Aufgabe 2
Elektrolytlösung, sauer, basisch, Kathode, Anode

Aufgabe 3 e

Aufgabe 4 a, c, d, e

Aufgabe 5
1 a, 2 d, 3 c, 4 b

Aufgabe 6 a, c

Kapitel 3

Aufgabe 1
1 b, 2 c, 3 e, 4 f, 5 a, 6 d

Aufgabe 2
1 d, 2 c, 3 a, 4 b

Aufgabe 3
Proteinbiosynthese, Transkription, messenger-RNA, Aminosäure, Translation, Proteinkette, Ribosomen, Gen

Aufgabe 4
1) a, c, d, f, h
2) b, e, g, i

Kapitel 4

Aufgabe 1
Epithelgewebe, Binde- und Stützgewebe, Muskelgewebe, Nervengewebe

Aufgabe 2 1 b, 2 c, 3 a

Aufgabe 3
1) b, c
2) a, d

Aufgabe 4 b, c

Aufgabe 5
1 c, 2 d, 3 b, 4 a

Aufgabe 6
Chondrozyten, Grundsubstanz, Stoffwechselaktivität, Hyaliner, elastischer, Faserknorpel

Aufgabe 7 a, b, d

Aufgabe 8 b, c, d, e

Aufgabe 9
1 b, 2 a, 3 c, 4 d, 5 e

Kapitel 5

Aufgabe 1
1) a, e, f
2) b, c, d, g

Aufgabe 2
1. hirnversorgende Gefäße: Arteriosklerose, Schlaganfall
2. Aorta, Herzkranzgefäße: Aneurysma, koronare Herzkrankheit, Herzinfarkt
3. Herz: Herzinsuffizienz
4. Blutdruck: Hypertonie
5. Pankreas: Diabetes mellitus
6. Niere: Niereninsuffizienz
7. Wirbelsäule: Osteoporose, Wirbelkörperfraktur
8. Hüftgelenk: Hüftgelenksarthrose, Schenkelhalsfraktur, Osteoporose

Aufgabe 3
Arteriosklerose, Hypertonie, Infarkt

Aufgabe 4
a) Hoher Cholesterinspiegel
b) Rauchen
c) Diabetes mellitus
d) Hypertonie

Aufgabe 5
a) Funktionsverlust
b) Schmerz
c) Schwellung
d) Rötung
e) Überwärmung

Aufgabe 6
gutartiger Tumor: a, c, e, h
bösartiger Tumor: b, d, f, g

Aufgabe 7
a) Tumorentfernung
b) Strahlenbehandlung
c) Chemotherapie
d) Hormontherapie
e) Immuntherapie
f) Naturheilverfahren

Aufgabe 8
2 a, 5 b, 7 c, 4 d, 3 e, 1 f, 6 g

Aufgabe 9 b

Kapitel 6

Aufgabe 1 e

Aufgabe 2
1) a, c
2) b, d

Aufgabe 3 b

Aufgabe 4
1 a, 2 c, 3 e, 4 d, 5 a

Aufgabe 5
1 b, 2 c, 3 e, 4 d, 5 a

Aufgabe 6
1) c, d, e
2) a, b

Aufgabe 7
1) Staphylokokken: Abszeß, Osteomyelitis
2) Streptokokken: Scharlach, Angina
3) Pneumokokken: Lungenentzündung, Meningitis
4) Escherichia coli: Harnwegsinfekt, Lebensmittelvergiftung
5) Salmonellen: Gastroenteritis, Typhus

Aufgabe 8
a) Anaphylaxie
b) Histamin
c) zytotoxisch
d) Transplantat
e) Immunkomplex
f) Komplement
g) Zytokine
h) Kontaktallergie

Aufgabe 9
a) Schmierinfektion

b) Tröpfcheninfektion
c) orale Infektion
d) parenterale Infektion
e) sexuelle Infektion

Aufgabe 10
d) Inkubationsphase

Aufgabe 11
Viren, Erbinformation, Virushülle, Stoffwechsel, Wirtszelle, Viruspartikel, synthetisieren, infizieren

Aufgabe 12   d

Kapitel 7

Aufgabe 1   1 c, 2 a, 3 b

Aufgabe 2
1 e, 2 c, 3 f, 4 d, 5 a, 6 g, 7 b

Aufgabe 3   c, d, e

Aufgabe 4
Gleichgewicht, Knochenaufbau, Osteoklasten, Kalzium, Osteoporose

Aufgabe 5
1 a, 2 d, 3 b, 4 c, 5 e

Aufgabe 6   1 a, 2 c, 3 d

Aufgabe 7
1 b, 2 a, 3 d, 4 c

Aufgabe 8
Nervenzellen, Motoneuron, motorische Endplatte, Acetylcholin, Aktin- und Myosinfilamente, kontrahieren, Refraktärperiode

Aufgabe 9
a) Agonist, b) Ursprung, c) Muskelbauch, d) Synergisten, e) Myoglobin, f) Motoneuron, g) Acetylcholin

Aufgabe 10   1 c, 2 a, 3 b

Aufgabe 11   1 a, 2 c, 3 b

Aufgabe 12
Schwinden, Inaktivität, reversibel, neurogene

Kapitel 8

Aufgabe 1
1 a, 2 c, 3 b, 4 g, 5 h, 6 d, 7 e, 8 e, 9 f, 10 f

Aufgabe 2   d

Aufgabe 3   1 b, 2 c, 3 a

Aufgabe 4
1 e, 2 d, 3 f, 4 a, 5 g, 6 b, 7 h, 8 c

Aufgabe 5   b

Aufgabe 6   c

Aufgabe 7
1 a, 2 b, 3 c, 4 e, 5 g, 6 d, 7 f

Aufgabe 8
a) 7 Wirbel, b) 12 Wirbel, c) 5 Wirbel
Kreuzbein, Sakralwirbeln, Steißwirbel, Steißbein

Aufgabe 9
1 c, 2 d, 3 e, 4 f, 5 b, 6 a, 7 b, 8 a

Aufgabe 10
1 b, 2 d, 3 c, 4 a

Aufgabe 11   2

Aufgabe 12   a, d, e

Aufgabe 13
1 a, 2 d, 3 c, 4 b, 5 e, 6 f

Aufgabe 14
1 b, 2 d, 3 a, 4 c

Aufgabe 15   c

Aufgabe 16
1 g, 2 a, 3 e, 4 b, 5 h, 6 d, 7 f, 8 c

Aufgabe 17   d

Aufgabe 18
1 b, 2 a, 3 c, 4 e, 5 h, 6 d, 7 g, 8 f

Aufgabe 19
1 a, 2 b, 3 c, 4 e, 5 f, 6 d

Aufgabe 20   d

Aufgabe 21
1) c, d, f
2) a, b, e

Aufgabe 22   a

Aufgabe 23
1 b, 2 a, 3 d, 4 c

Aufgabe 24
1) b, d, e
2) a, c

Aufgabe 25
1 e, 2 d, 3 c, 4 b, 5 a

Aufgabe 26
1) a, d
2) b, c

Kapitel 9

Aufgabe 1
schützt, Tastkörperchen, Körpertemperatur, Schweiß, Hautgefäßen

Aufgabe 2
1) intramuskuläre Injektion (i. m.)
2) subcutane Injektion (s. c.)
3) intravenöse Injektion (i. v.)
4) intradermale Injektion

Aufgabe 3
1 (c, f), 2 d, 3 e, 4 a, 5 b

Aufgabe 4
1-2) Schweißdrüse, 3) Haarfollikel, 4) Bulbus, 5) Haar, 6) Talgdrüse

Aufgabe 5
1) c, e
2) d, a
3) b, f

Aufgabe 6
1 d, 2 e, 3 c, 4 a, 5 b

Aufgabe 7

Dekubitusprophylaxe:
Zur Vorbeugung muß der

Lösungen

bettlägrige Patient regelmässig umgelagert werden. Wichtig sind auch gründliche Körperpflege, druckstellenfreie Lagerung auf Spezialmatratzen und durchblutungsfördernde Maßnahmen, z. B. Krankengymnastik.

Aufgabe 8
Melanozyten, Melanin, UV-Licht, Sonnenbestrahlung, Tumorzellen, malignes Melanom

Kapitel 10

Aufgabe 1
1) a, b, d, e
2) c, f

Aufgabe 2
1 c, 2 a, 3 b, 4 d

Aufgabe 3
1 c, 2 e, 3 g, 4 d, 5 b, 6 a, 7 f

Aufgabe 4
1 a, 2 d, 3 e, 4 c, 5 b

Aufgabe 5
Elektroenzephalographie, Elektroneurographie, Craniale Computertomographie, Kernspintomogramm, Neurologie, Psychiatrie

Aufgabe 6
a) Ruhepotential, b) Depolarisation, c) Aktionspotential, d) Repolarisation, e) refraktär

Aufgabe 7   d

Kapitel 11

Aufgabe 1
1 b, 2 a, 3 g, 4 c, 5 d, 6 e, 7 f

Aufgabe 2   b, d

Aufgabe 3
1 c, 2 a, 3 b, 4 d

Aufgabe 4
1 c, 2 b, 3 a, 4 d

Aufgabe 5
a) Hypothalamus, b) Hirnanhangsdrüse, c) Hormone, d) Thalamus, e) Formatio

Aufgabe 6
1 d, 2 c, 3 a, 4 b

Aufgabe 7   a
1) sensibler Nerv
2) motorischer Nerv

Aufgabe 8   e

Aufgabe 9
1) Rueckenmark
2) Pyramidenbahn
3) Cauda
4) Spinalnerv
5) Reflex
6) Vorderhorn
7) Fremdreflex

Aufgabe 10   L 2, d

Aufgabe 11
a S, b P, c S, d S, e P, f P

Aufgabe 12
1 e, 2 (a, c, f), 3 b, 4 d

Aufgabe 13   1 c, 2 a, 3 b

Aufgabe 14
spastische, Hirninfarktes, Querschnittslähmung, sensible, Tetraplegie, Paraplegie

Aufgabe 15   a, b, c, e

Aufgabe 16
a) Apoplex, b) Hirnembolie, c) Hemiparese, d) Kontrakturen, e) Spitzfuß

Aufgabe 17   a, b, d, e

Kapitel 12

Aufgabe 1   b

Aufgabe 2   1 b, 2 a, 3 c

Aufgabe 3
Schmerzempfindung, Schmerzrezeptoren, Körperschäden, entfernen, Schmerzwahrnehmung, Rückenmarksebene, Endorphine, Serotonin

Aufgabe 4   a, b, e, f, g

Aufgabe 5
1) Traenendruese,
2) Staebchen, 3) Zapfen,
4) Konvergenz, 5) Mydriasis,
6) Miosis, 7) Dioptrie,
8) Visus, 9) Akkomodation

Aufgabe 6
1 g, 2 f, 3 d, 4 h, 5 c, 6 e, 7 i, 8 a, 9 b

Aufgabe 7   a, d

Aufgabe 8
Photorezeptoren, Zapfen, Stäbchen, Fovea centralis, Zapfen, Papille, blinder Fleck

Aufgabe 9   b, c, d

Aufgabe 10   a, b, d, e

Aufgabe 11   1 c, 2 a, 3 b

Aufgabe 12
1 a, 2 c, 3 h, 4 f, 5 e, 6 b, 7 g, 8 d

Kapitel 13

Aufgabe 1   a, b, d

Aufgabe 2
1) Hypothalamus
2) Hypophyse
3) Schilddrüse
4) Nebenniere
5) Eierstock
6) Epiphyse
7) Nebenschilddrüsen
8) Thymus
9) Pankreas
10) Hoden

Aufgabe 3
1 b, 2 c, 3 d, 4 a

Aufgabe 4
1 d, 2 a, 3 b, 4 c

Aufgabe 5
1 b, 2 c, 3 e, 4 a, 5 d

Aufgabe 6   a, c, d, f, g

Aufgabe 7   c

Aufgabe 8   a, b, c, e

Aufgabe 9   a, b, d, e

Aufgabe 10   a, c, e

Kapitel 14

Aufgabe 1
1 b, 2 e, 3 a, 4 c, 5 d

Aufgabe 2	a, b, c
Aufgabe 3	b, c
Aufgabe 4	1 b, 3 a
Aufgabe 5	e
Aufgabe 6	1 c, 2 b, 3 a

Aufgabe 7
1) lymphatischer Rachenring
2) Thymus
3) Achsellymphknoten
4) Wurmfortsatz (Appendix)
5) Leistenlymphknoten
6) Milz,
7) Dünndarm
(Peyersche Plaques)

Aufgabe 8
Vasokonstriktion, Thrombozyten, Fibrin, Bindegewebszellen
1) Gefäßreaktion
2) Blutstillung
3) Gerinnung

Aufgabe 9
Blutgruppe A Rhesus-positiv

Kapitel 15

Aufgabe 1
1 g, 2 m, 3 d, 4 l, 5 b, 6 f, 7 e, 8 i, 9 c, 10 k, 11 h, 12 a

Aufgabe 2
1 c, 2 a, 3 d, 4 b

Aufgabe 3
70, Systole, Lungenkreislauf, Körperkreislauf, Diastole, Anspannungsphase, Aorten- und Pulmonalklappen

Aufgabe 4
1) Sinusknoten
2) AV-Knoten
3) His-Bündel
4) Kammerschenkel
5) Purkinje-Faser

Aufgabe 5	1 b, 2 c, 3 a
Aufgabe 6	b
Aufgabe 7	a, c, e
Aufgabe 8	1 b, 2 a, 3 c
Aufgabe 9	a, e

Aufgabe 10

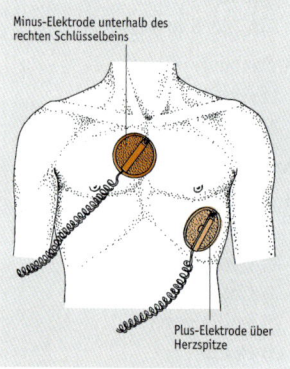

Kapitel 16

Aufgabe 1
1 c, 2 b, 3 a, 4 d, 5 e, 6 h, 7 i, 8 f, 9 g

Aufgabe 2
1) b, d, f,
2) a, c, e

Aufgabe 3
5, Pressorezeptoren, Gefäßreaktion, Adrenalin, Noradrenalin, schneller, kräftiger, Angiotensin II, Aldosteron, Gehirns, Herz, Lunge, Nieren

Aufgabe 4

Aufgabe 5
1) b, c
2) a, d

Aufgabe 6 d

Aufgabe 7
1) Arteriosklerose, 2) Plexus,
3) Windkessel, 4) Pfortader,
5) Oedem, 6) Endothel,
7) Kapillaren, 8) Aneurysma,
9) Puls

Kapitel 17

Aufgabe 1
1 e, 2 a, 3 i, 4 b, 5 f, 6 k, 7 l, 8 c, 9 g, 10 d, 11 h

Aufgabe 2 c

Aufgabe 3 b

Aufgabe 4
Larynx, Luftwege, Stimmbildung, Adamsapfel, Zungengrund, Luftröhre, Schildknorpel, Kehldeckel, Epiglottis, Schluckakt, Ringknorpel, Stellknorpel, Stimmbänder

Aufgabe 5 1 c, 2 a, 3 b

Aufgabe 6
a) Spirometer, b) Vitalkapazität, c) Surfactant, d) Atemzentrum, e) Stimmbänder,
f) Larynx, g) Intubation,
h) Pleura

Aufgabe 7 a, b

Aufgabe 8
1 c, 2 b, 3 e, 4 a, 5 d, 6 f

Aufgabe 9
1 e, 2 d, 3 b, 4 a, 5 c, 6 f

Aufgabe 10
1 c, 2 a, 3 e, 4 d, 5 b

Aufgabe 11
Pneumonie, Lungenentzündung, Fieber, Tachykardie, Atmung, Hustenreiz, Auswurf, Pleuritis, Sauerstoff, Antibiotika, Atemgymnastik, Abklopfen, Franzbranntwein, Atemtrainingsgeräten, Vibrationsklopfmassage, endotracheale

Kapitel 18

Aufgabe 1
1) Zwerchfell

Lösungen

2) Leber
3) Gallenblase
4) Zwölffingerdarm (Duodenum)
5) Kolon
6) Blinddarm (Caecum)
7) Wurmfortsatz (Appendix)
8) Speiseröhre (Oesophagus)
9) Magen
10) Bauchspeicheldrüse (Pankreas)
11) Dünndarm
12) Kolon
13) Enddarm (Rektum)

Aufgabe 2
Pilzinfektion, Candida albicans, weiße, Zunge, Antimykotikatherapie

Aufgabe 3   e

Aufgabe 4   b, c, e, f

Aufgabe 5   b, d

Aufgabe 6
1 b, 2 a, 3 d, 4 c

Aufgabe 7
a) Kardia
b) Korpus
c) Pylorus
d) Belegzellen
e) Gastritis
f) Ulkus
g) Antazida
h) Spätschmerz

Aufgabe 8
1 b, 2 a, 3 d, 4 c

Aufgabe 9   a, f

Aufgabe 10
1 f, 2 a, 3 c, 4 d, 5 g, 6 e, 7 b

Aufgabe 11
Cholelithiasis, rechten, Gallenkolik, Nulldiät, krampflösende, Schmerzmittel

Aufgabe 12   c

Aufgabe 13
Enzyme, wasserlöslich, fettlöslich, Medikamente, First pass Effekt, parenteral, intravenös, intramuskulär

Aufgabe 14
1) Stoffwechsel
2) Entgiftung
3) Albumin
4) Bilirubin
5) Gelbsucht
6) Hepatitis
7) Toxisch
8) Koma

Aufgabe 15
1) b, e
2) a, c, d

Aufgabe 16   a, b, d, e

Aufgabe 17
1) Ballaststoffe
2) Laxantien
3) Ileus
4) Divertikel
5) Peristaltik
6) Crohn
7) Polypen

Kapitel 19

Aufgabe 1   d

Aufgabe 2   c

Aufgabe 3   b

Aufgabe 4
12, 1, regelmäßigen, Diät, Blutzuckerkontrollen, Antidiabetika, Insulin

Aufgabe 5

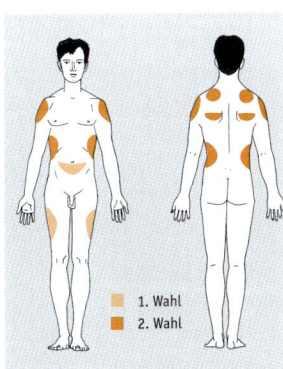

Aufgabe 6   b, c

Aufgabe 7   1 c, 2 b, 3 a

Aufgabe 8
1) diabetische Nephropathie
2) diabetische Retinopathie
3) diabetischer Fuß
4) koronare Herzkrankheit
5) Polyneuropathie
6) periphere arterielle Verschlußkrankheit

Aufgabe 9
Normalgewicht 65 kg, Idealgewicht 55,25 kg

Aufgabe 10   b

Aufgabe 11
1 b, 2 c, 3 a, 4 d

Aufgabe 12
Ballaststoffen, Darmperistaltik, Transport, Verstopfung, 30 g, Vollkornprodukte, Kartoffeln, Gemüse

Kapitel 20

Aufgabe 1   d

Aufgabe 2
1 c, 2 d, 3 f, 4 e, 5 a, 6 b

Aufgabe 3   a, b, c, d

Aufgabe 4
1 c, 2 d, 3 a, 4 b

Aufgabe 5   c

Aufgabe 6
glomeruläre, Filtrationsrate, 120 ml, 180 l

Aufgabe 7   b

Aufgabe 8
1 d, 2 e, 3 a, 4 b, 5 c, 6 f

Aufgabe 9   b

Aufgabe 10
1 a, 2 d, 3 e, 4 b, 5 c, 6 f

Aufgabe 11   a, c, d

Aufgabe 12
1 b, 2 d, 3 a, 4 c

Aufgabe 13   b, d

Kapitel 21

Aufgabe 1
1 a, 2 e, 3 h, 4 d, 5 g, 6 c, 7 b, 8 f

Aufgabe 2   a, b, c, e

Aufgabe 3
1 d, 2 c, 3 a, 4 e, 5 f, 6 b

Aufgabe 4
1) a, b, d, f
2) c, e

Aufgabe 5
1 a, 2 g, 3 b, 4 f, 5 d, 6 c, 7 e

Aufgabe 6
1) c, d, e
2) a, b, f

Aufgabe 7   a, b, c, d

Aufgabe 8   1 c, 2 a, 3 b

Kapitel 22

Aufgabe 1   b

Aufgabe 2
Trophoblast, Chorionplatte, Decidua basalis, Plazentaschranke, Dottersack, Amnionhöhle, Chorionhöhle, Fruchtblase, Fruchtwasser

Aufgabe 3   1 b, 2 c, 3 a

Aufgabe 4   1 a, 2 b

Aufgabe 5   b, c, d

Aufgabe 6   1 b, 2 a, 3 c

Aufgabe 7
1) Genotyp
2) Heterozygot
3) Dominant
4) Genetik
5) Homozygot
6) Intermediaer
7) Rezessiv
8) Phaenotyp

Kapitel 23

Aufgabe 1   d

Aufgabe 2
a) **A**ussehen (Hautfarbe)
b) **P**uls (Herzfrequenz)
c) **G**rimasse (beim Schleimabsaugen)
d) **A**ktivität (Muskeltonus)
e) **R**espiration (Atmung)

Aufgabe 3
37., Frühgeborene, Lunge, Gefäßsystem, ZNS, Infektionen, Fehlbildungen, Anpassungsstörungen, Tragezeit, unreifer, Atemstörungen, foetalen Kreislaufs, Sauerstoffmangel, Konzentrations- und Lernstörungen, Krampfanfälle, Hör- und Sehstörungen, Zuwendung, Körperkontakt

Aufgabe 4   b, c, e, f

Aufgabe 5
a) Surfactant
b) Foramen ovale
c) Ductus arteriosus Botalli
d) Mekonium
e) Ikterus
f) Phototherapie

Aufgabe 6   a, b, d, e

Aufgabe 7
1 c, 2 d, 3 b, 4 a

Aufgabe 8
a) 6 Wochen, b) 3 Monate, c) 5 Monate, d) 10 Monate, e) 9 Monate, f) 12 Monate, g) 14 Monate, h) 18 Monate

Aufgabe 9
1) Kinderkrankheit
2) Impfung
3) Windpocken
4) Kindstod
5) Keuchhusten
6) Allergie
7) Rachitis
8) Roeteln

Kapitel 24

Aufgabe 1   b

Aufgabe 2
a) Arteriosklerose
b) Altersemphysem
c) Arthrose
d) depressiv
e) Obstipation
f) Inkontinenz

Aufgabe 3   1 b, 2 a

Aufgabe 4
1) Schlaf
2) Persoenlichkeit
3) Orientierung
4) Demenz
5) Verwirrtheit

Kapitel 25

Aufgabe 1
1) a, f
2) c, e
3) b, d

Aufgabe 2   d

Aufgabe 3
1 a, 2 d, 3 b, 4 c

Aufgabe 4   a, c, e

Aufgabe 5   1 c, 2 b, 3 a

Aufgabe 6
a) Interaktion, b) Sender, c) verbale, d) Körpersprache, e) Mimik, f) Tonfall

Aufgabe 7
Bindungen, Intensität, Persönlichkeitsentwicklung, Geschwistern, Sensibilität, Anonymität

Aufgabe 8
1 c, 2 a, 3 d, 4 b

Aufgabe 9
1 a, 2 d, 3 c, 4 b

Kapitel 26

Aufgabe 1   c, e

Aufgabe 2
1 d, 2 c, 3 b, 4 a

Aufgabe 3   b, e, f

Aufgabe 4
1 d, 2 b, 3 c, 4 f, 5 e, 6 a

Aufgabe 5
1) a, b, d
2) c, e

Aufgabe 6
a) **A**temwege freimachen
b) **B**eatmung
c) **C**irculation = Herzmassage
d) **D**rugs = Medikamente
e) **E**KG (evtl. Defibrillation)

Aufgabe 7
Gewebsflüssigkeit, Volumenmangelschock, Rötung, Blasenbildung, Wasser, Decken, gekühlt, 15, Salben, Puder, Sprays